कैंसर का उपचार करें मूत्र चिकित्सा के साथ

शिवांम्बु "जीवन का अमृत"

मूत्र चिकित्सा के साथ बच सकते हैं
सर्जरी और कीमोथैरेपी से

I0391154

जगदीश आर भुरानी

notionpress.com

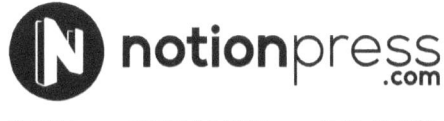

INDIA • SINGAPORE • MALAYSIA

Notion Press

Old No. 38, New No. 6
McNichols Road, Chetpet
Chennai - 600 031

First Published by Notion Press 2019
Copyright © Jagdish R Bhurani 2019
All Rights Reserved.

ISBN 978-1-64733-512-0

This book has been published with all efforts taken to make the material error-free after the consent of the author. However, the author and the publisher do not assume and hereby disclaim any liability to any party for any loss, damage, or disruption caused by errors or omissions, whether such errors or omissions result from negligence, accident, or any other cause.

While every effort has been made to avoid any mistake or omission, this publication is being sold on the condition and understanding that neither the author nor the publishers or printers would be liable in any manner to any person by reason of any mistake or omission in this publication or for any action taken or omitted to be taken or advice rendered or accepted on the basis of this work. For any defect in printing or binding the publishers will be liable only to replace the defective copy by another copy of this work then available.

लेखक:-

जगदीश आर भुरानी
बेंगलुरु - 560076

वेबसाइट: www.urinetherapy.in

ई-मेल: jbhurani@gmail.com
jbhurani@urinetherapy.in

मोबाइल: 093428 72578

इन भाषाओं में प्रकाशित:- अंग्रेजी, हिन्दी, तमिल एवं कन्नड़

नोशन प्रेस, चेन्नई द्वारा 2016 में

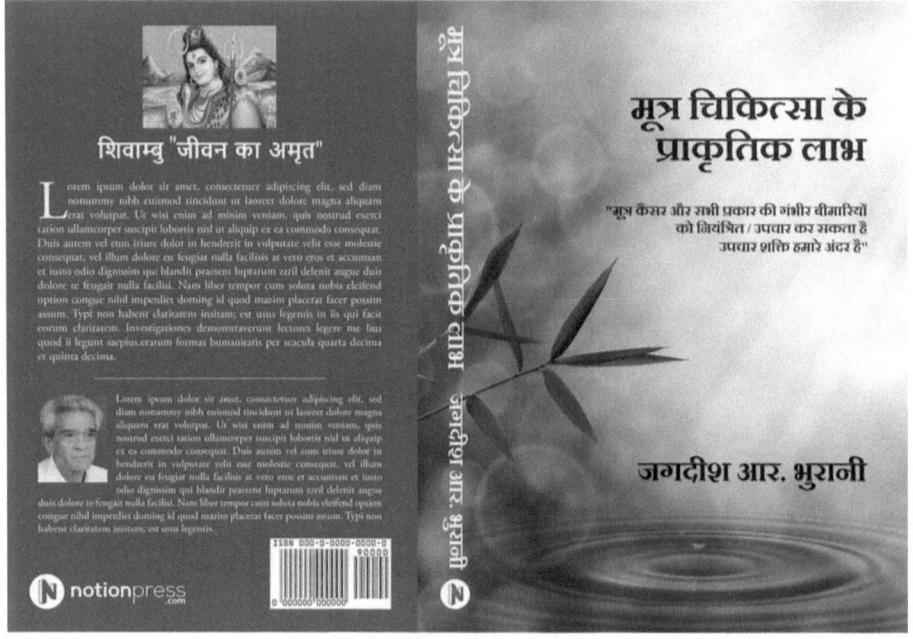

द्वितीय संस्करण
कैंसर का उपचार
मूत्र चिकित्सा के साथ

पाठ - 2
मूत्र चिकित्सा से मधुमेह को नियंत्रित करें / उसका उपचार करें
प्रकाशित:- अगस्त 2019 में

विषय सूची

1. डा. बल्लाल आयुर केयर क्लीनिक.....................1
2. सुप्रीम कोर्ट के अधिवक्ता आर. सी. अग्रवाल का पत्र.....................6
3. श्री आर सी अग्रवाल के पत्र का सार.....................8
4. "उत्तम स्वास्थ्य के रहस्य" पर ज्ञानप्रद खंड".....................9
5. "मूत्र-चिकित्सा" योगा के समान 100% सुरक्षित है.....................13
6. मूत्र-चिकित्सा.....................15
7. स्वयं में विद्यमान चमत्कारिक उपचार को खोजें.....................17
8. मूत्र चिकित्सा से कैंसर का उपचार उपचार शक्ति हमारे अंदर है.....................22
9. कैंसर का उपचार कीजिए पाइए सर्जरी और कीमोथेरेपी से छुटकारा.....................31
10. कैंसर कोशिकाओं को नष्ट कर सकती है मूत्र चिकित्सा अन्य कोशिकाओं को क्षति पहुंचाए बिना.....................35

11. "मूत्र चिकित्सा" बचने की उम्मीदों को बढ़ा सकती है यह कैंसर से होने वाली मौतों को कम कर सकती है 39

12. मेडिकल-बॉम्बशेल!
    ऐसा पाया गया कि कीमोथेरेपी से कैंसर फैलता है 42

13. स्व-मूत्र चिकित्सा (शिवाम्बु कल्प)
    दमर तंत्र में वर्णित भारतीय प्रारूप 46

14. दमर तंत्र में "शिवाम्बु" 49

15. प्राचीन सन्दर्भ 52

16. प्राचीन अवतरण 54

17. मूत्र उपवास 59

18. मेरा व्यक्तिगत अनुभव 61

19. डब्ल्यू.एच.ओ और सरकार को मूत्र चिकित्सा को मान्यता देनी चाहिये 65

20. उपचार की प्रणाली एवं विधि 68

21. मूत्र की मालिश / मूत्र से गीला पैक रखना 70

22. पीने, मालिश करने और गीला पैक रखने की विधि 74

23. संतुलित एवं हल्क आहार 76

विषय सूची

24. केस हिस्ट्री और कैंसर रोगियों के 10 प्रमाण पत्र 83

25. *प्रमाण पत्र - 1*
    श्रीमती एस सिमरन भुरानी
    स्तन कैंसर
    शल्य चिकित्सा और कीमोथेरेपी के बिना उपचारित 83

26. *प्रमाण पत्र - 2*
    माउथ कैंसर यानी मुख/गाल का कैंसर
    शल्य चिकित्सा और कीमोथेरेपी के बिना उपचारित 84

27. *प्रमाण पत्र - 3*
    अंतिम अथवा चौथी स्टेज का कैंसर 88

28. उपचार के पहले पीईटी-सीटी रिपोर्ट 94

29. बायॉप्सी की रिपोर्ट 95

30. 12 साइकिल की कीमोथैरेपी के बाद डिस्चार्ज रिपोर्ट 96

31. उपचार के बाद पीईटी-सीटी रिपोर्ट 97

32. *प्रमाण पत्र - 4*
    अमाशय (पेट) का कैंसर 98

33. श्रीमती विनोदा शेट्टी की एंडोस्कोपी रिपोर्ट - कार्सिनोमा स्टमक 103

34. हिस्टोपैथालोजी रिपोर्ट 104
35. सी.ई.सी.टी चेस्ट, एब्डोमेन एंड पेलविस 105
36. सी.ई.सी.टी चेस्ट, एब्डोमेन एंड पेलविस-
    पृष्ठ 2 106
37. कीमोथैरोपी के 6 चक्र की आवश्यकता
    और कीमत एक लाख रुपए 107
38. सर्जरी की आवश्यकता और कीमत दो
    लाख रुपए 108
39. *प्रमाण पत्र - 5*
    पैपलरी एडीनोकार्सिनोमा (गर्भाशय का कैंसर) 109
40. चिकित्सक की रिपोर्ट- सर्जरी एवं कीमोथैरेपी
    के सुझाव 113
41. डॉक्टर की रिपोर्ट:- सर्जरी एवं कीमोथैरेपी
    की जरूरत 114
42. *प्रमाण पत्र - 6*
    त्वचा का कैंसर *115*
43. *प्रमाण पत्र - 7*
    यकृत में स्थानान्तरण के साथ पेट का कैंसर - चौथी
    अवस्था 116
44. *प्रमाण पत्र - 8*
    सीएमएल ल्यूकीमिया (कैंसर) 118

45. *प्रमाण पत्र - 9* कैंसर	119
46. *प्रमाण पत्र - 10* होंठ का कैंसर	120
47. मूत्र चिकित्सा पर निष्कर्ष	122
48. ईश्वर ने जन्मकाल से ही हमें बहुमूल्य उपहार दिया है	123
49. अध्याय - 2 *मूत्र चिकित्सा से मधुमेह को*	124
50. "मधुमेह" के नियंत्रण और इलाज के लिये उपचार की पद्धति	127
51. मधुमेह - नियंत्रण/उपचार की सुरक्षित सरल विधि	129
52. डा. दीपाली मुखर्जी को लिखे गये पत्र का पृष्ठ 12	135
53. डा. अंबुमणि रामडॉस, अध्यक्ष आईसीएमआर एवं केंद्रीय स्वास्थ्य एवं परिवार कल्याण मंत्री को पत्र	136
54. श्रीमती प्रतिभा पाटिल, भारत की राष्ट्रपति को पत्र	137
55. मैंने सरकारी विभागों से निम्न पत्र प्राप्त किये	138

56. डॉ. शालिनी रजनीश आई.ए.एस. सचिव स्वास्थ्य और परिवार कल्याण विभाग, बेंगलूरू द्वारा पत्र 140

57. प्रधानमंत्री कार्यालय से प्राप्त प्रशंसा पत्र 141

58. उपराष्ट्रपति के सचिवालय से प्राप्त पत्र जो उपराष्ट्रपति के सचिव द्वारा स्वास्थ्य मंत्रालय को प्रेषित किया गया 142

59. एन. युवराज, भारत के उपराष्ट्रपति के निजि सचिव का पत्र की प्रतिलिपि:- 143

60. लोकसभा के सचिव द्वारा भेजे गये पत्र की प्रतिलिपि:- 144

61. जनस्पंदना, कर्नाटक सरकार के द्वारा भेजे गये पत्र की प्रतिलिपि:- 145

62. वर्ष 2012 में जिंदल बेंगलुरु में श्री अन्ना हज़ारे के कर कमलों द्वारा प्रथम पुस्तक "मूत्र चिकित्सा के प्राकृतिक लाभ" का विमोचन 146

63. वर्ष 2012 में जिंदल बेंगलुरु में श्री अन्ना हज़ारे के कर कमलों द्वारा प्रथम पुस्तक "मूत्र चिकित्सा के प्राकृतिक लाभ" का विमोचन 147

जगदीश आर भुरानी

डा. बल्लाल आयुर केयर क्लीनिक

स्पेशल केयर- बाल, त्वचा, एवं एलर्जी, दमा, जोड़ों के दर्द की समस्याएं

स्टर्लिटी एवं सभी प्रकार की स्त्रीरोग समस्याएं

नंबर 34, 15वीं क्रॉस, 11वीं 'बी' क्रॉस, मल्लेश्वरम (ई), बेंगलुरू-03

Br. KC Ballal   Dr. Vimala Ballal
Regd. No 1791   Regd. No. 6721

Dr. Hamisini K. Ballal
Regd. No. 17747

दिनांक 27-10-2010

मैं डॉ. के.सी. बल्लाल, 1977 से एक सर्वतोमुखी चिकित्सक (बीएसएएम आयुर्वेद डिग्री एवं बीएएमएस एलोपैथी कोर्स) हूँ। मैं एक पंजीकृत पेशेवर चिकित्सक हूँ। मैंने अपने करियर की शुरूआत 100 फीसदी एलोपैथी लाइन के इलाज से की। 1979 में मैं, 5वीं मेन, छठी क्रॉस, गांधीनगर बेंगलुरु में डॉ. सी.डी. पन्त की नवशक्ति आयुर्वेदिक औषधालय से जुड़ा। तब मैंने सुबह के समय आयुर्वेद का और शाम के समय एलोपैथी की डॉक्टरी शुरू की। फिर धीरे-धीरे मुझे एलोपैथी चिकित्सा

के दुष्प्रभावों के बारे में पता चला और आयुर्वेदिक लाइन के उपचार की डॉक्टरी शुरू कर दी। तब मैंने वैकल्पिक प्रणाली की चिकित्सा को प्रोत्साहित करना शुरू कर दिया, जो कि एक्यूपंक्चर, चुंबक चिकित्सा और होम्योपैथी और यूनानी जैसी प्रणालियों की तरह है।

मेरा मुख्य विषय, दवा की किसी भी प्रणाली द्वारा रोगियों को अच्छे (जल्दी और सुरक्षित) परिणाम देना है। मैं अपने रोगियों को अन्य प्रणालियों और वैकल्पिक चिकित्सा के लिए उद्घृत करता हूँ। 1995 में मैंने श्री जगदीश भुरानी के माध्यम से आयुर्वेद में एक बहुत अच्छी वैकल्पिक व्यवस्था "स्व मूत्र चिकित्सा" पाई, जिसे शिवाम्बु कहा जाता है। मैं कई बीमारियों के उपचार के लिए, जैसे "गुर्दे खराब होना", स्तन कैंसर, गठिया, गंजापन, मस्कुलर डिस्ट्रोफी और मानसिक रूप से विकलांग्ता (मंद बुद्धि) के रोगियों को मूत्र चिकित्सा के लिए जगदीश भुरानी के पास भेजता हूं। उन्होंने लगभग सभी का सफलतापूर्वक इलाज किया है।

मेरा जनता के लिए सुझाव है कि उन्हें उपयोग और उपचार की इस प्राचीन विधि को अपनाना चाहिए, जैसे हमारे पूर्व प्रधानमंत्री श्री मोरारजी देसाई ने मूत्र चिकित्सा का प्रयोग किया था। विशेष रूप से गरीब लोगों को इसे अपनाना चाहिए, कैंसर के इलाज में बहुत पैसा खर्च होता है। श्री जगदीश भुरानी मानव जाति के लिए एक बहुत अच्छी मुफ्त सेवा कर रहे हैं।

तो आइये हम सब मिलकर इस मूत्र चिकित्सा को लोकप्रिय बनाएं और देश की सहायता करने के लिये और दुनिया को 2020 तक स्वस्थ बनाने के लिये श्री जगदीश भुरानी के साथ हाथ मिलायें। यह निवारक और रोगहर पद्धति भी है।

(डा. के. सी. बल्लाल)

सदस्य- सी.सी.आई.एम. भारत सरकार, नई दिल्ली

पूर्व अध्यक्ष- अखिल भारतीय एन.आई.एम.ए. नई दिल्ली

नोट- यह पत्र डा. बल्लाल के अंग्रेजी में पत्र का अनुवाद है।

कैंसर का उपचार करें मूत्र चिकित्सा के साथ

Dr. Ballal's Aayur Care Clinic
Special Care: Hair, Skin & Allergy, Asthma, Diabetes, Joint Pain Problems
Sterility & all Types of Gynecological Problems
No. 34/1, 5th Cross, 11th 'B' Cross, Malleshwaram (E), Bangalore – 560003

Dr. K.C Ballal, BSAM, BAMS   Dr. vimala Ballal, BSAM, BAMS
  Mob: - 099005 67924   Ph: - 65316758
  Regd. No.1791   Regd. No. 6721

Dr. Hamsini K. Ballal
Regd. No. 17747

Date 27-10-2010

    I am Dr. K.C. Ballal an integrated Physician (B.S.A.M. Ayurveda degree and B.A.M.S Allopathy course) since 1977. I am a Regd. Medical Practitioner.

    I started my career with 100% Allopathy line of treatment. In 1979 I joined Navashakthi Ayurvedic Aushadhalaya of Dr. C.D. Pants at 5th Main, 6th Cross, Gandhinagar BANGALORE. Then I started practicing Ayurveda during morning time and Allopathy during evening time.

    Then slowly I came to know about the side effects of Allopathy Medicine and started practicing more Ayurvedic line of treatment. Then I started encouraging alternative systems of medicine that is Acupuncture, Magneto Therapy and also system like Homoeopathy and Unani. My main theme is to give good results to the patients (early and safe) by any system of medicine. I used to refer my patients to other systems and alternative therapy.

    In 1995 I found a very good alternative system through Mr. JAGDISH BHURANI that is "Self Urine Therapy" in Ayurveda it is called as Shivambu. I used to refer many patients to JAGDISH BHURANI for Urine Therapy of many ailments like "Kidney Failure", Breast Cancer, Arthritis, Alopecia, Muscular Dystrophy, and Mentally Challenged (retarded} cases. He has treated almost all the cases very successfully.

जगदीश आर भुरानी

- 2 -

My suggestion to the public is that they should utilize and adopt this ancient way of treatment, just like our former Prime Minister Sri Morarji Desai was using Urine Therapy. Especially the poorest of the poor should adopt this, because no need of spending money on the treatment, including for the cancer treatment which Mr. JAGDISH BHURANI has successfully handled.

He is doing a very good Free Service to the human kind. So let us all popularize this Urine Therapy and join hands with Mr. JAGDISH BHURANI to help Nation and the World to be healthy by 2020. It is preventive and curative method also.

(Dr. K. C. Ballal)
Member – C.C.I.M. Govt. of India, New Delhi
Past President: – N.I.M.A. All India, New Delhi

वर्ष 1995 से अब तक डा. के.सी. बल्लाल अपनी क्लीनिक "डा. बल्लाल्स आयुर केयर क्लीनिक" से मेरे पास अपने उन मरीजों को भेजते आ रहे हैं, जो गंभीर बीमारियों से ग्रसित हैं। सभी मरीजों को उपचार की इस विधि से लाभ प्राप्त हुए हैं। (डा. के. सी. बल्लाल का मोबाइल नंबर:- 09900567924)

कैंसर का उपचार करें मूत्र चिकित्सा के साथ

सुप्रीम कोर्ट के अधिवक्ता आर. सी. अग्रवाल का पत्र

R. C. Aggarwal　　　　E-mail:raggarwal.bharat@gmail.com
Advocate
Supreme Court of India
C-2 /29, Phase 2
Ashok Vihar, Delhi 110052

To:　　　　　　　　　　　　　　　　　　　　May 19, 2019

Mr. Jagdish R Bhurani
D-1202, Mantri Elegance
N.S. Palya
Bannerghatta Main Road
Bengaluru, Karnataka-560 076

Dear Mr. Jagdish Bhurani Ji,

I am a naturopath with 55 years of experience. I have been doing research in Ayurveda and naturopathy for over five decades.

I have authored four books which have been awarded by the Chief Justice of India (CJI). I have published several articles on different subjects. I have a firm conviction that our ancient therapeutic system of Urine Therapy, Ayurveda and Naturopathy and some other medical system in the alternative medicine family are very efficacious in preventing & curing cancer in a holistic and organic manner!

It is unfortunate due to lack awareness and/or faith in alternative medicine, a lot many patients seek allopathic treatment which entails serious side-effects, and pain and suffering, leaving the patients in a debilitated state; in many cases allopathic treatment fails to cure (rather it compounds the disease with serious side effects) and it is very costly also and in many cases it is a cause of financial of ruin. It is a common knowledge that cancer is a degenerative disease and in lot of cases it is terminal. Cancer has emerged as the second biggest killer in the world.

I and Mr. Jagdish Bhurani have a common aim of finding a cure of cancer thereby saving millions of lives across the world. Mr. Jagdish Bhurani has been successfully treating patients (with urine therapy) afflicted with serious diseases like cancer (Mr. Bhurani has successfully treated 4th stage cancer (where no drug works), AIDS etc. for many years; in the case of many patients allopathy had failed and the allopathic doctors had given such patients a certain period of survival. As is evident that urine therapy is a miracle cure for a host of serious diseases including life threatening ones and it costs nothing and is very handy. It certainly is a panacea for the ailing people. The proven safety, effectiveness of urine therapy warrant due recognition and far more outreach and publicity!

I came in contact with Mr. Jagdish Bhurani in April, 2019, after our extensive discussions, Mr. Bhurani decided to write the second edition of the book, "Cure Cancer with Urine Therapy" and he has forwarded the article to me and after going through it, I have found that it has immense therapeutic potential to cure the disease. I hope that the book will educate the public and will stimulate the discussion and will lead to both the public and the medical and scientific communities to take a serious look at the therapeutic potential of urine therapy! And the people can take a more educated and intelligent decisions regarding our health care options!

We are determined to prevent the occurrence of cancer on the planet and contribute, in every possible manner, toward finding its cure.

It is also noteworthy that Mr. Bhurani has forwarded the letter to the President of India, Vice President of India and the Prime Minister of India for according the recognition to Urine Therapy and for actively promoting it as the mainstream medicine for curing a number of diseases including life-threatening ones. Implementation of the aforesaid will save millions of lives and mitigate the pain & suffering of a large number of patients.

He has also written similar letters to the Indian Council of Medical Research (ICMR) and National AIDS Control Organization (NACO).

Mr. Bhurani's work is a 'legacy to humanity'.
I pray to God Almighty for his success, happiness, longevity, prosperity and good health!
Best regards,

R C Aggarwal

श्री आर सी अग्रवाल के पत्र का सार

श्री आर सी अग्रवाल उच्चतम न्यायालय के अधिवक्ता हैं और पिछले करीब 55 वर्षों से प्राकृतिक चिकित्सा पर अध्ययन कर रहे हैं एवं उसे अपना रहे हैं। उनका मानना है कि कई बीमारियों में एलोपैथिक इलाज कारगर साबित नहीं होता है। ऐसे में प्राकृतिक चिकित्सा एक बेहतरीन विकल्प है। उन्होंने अपने पत्र में लिखा कि 2019 में जब वे जगदीश भुरानी के संपर्क में आये तो उन्होंने मूत्र चिकित्सा के बारे में चर्चा की और उन्हीं के आग्रह पर जगदीश भुरानी ने मूत्र चिकित्सा पर अपनी दूसरी पुस्तक लिखने का निर्णय लिया। इस पुस्तक में उन्होंने कैंसर जैसी घातक बीमारी से लड़ने के उपाये बताये।

श्री अग्रवाल ने जगदीश भुरानी जी के द्वारा बताई गई विधि मूत्र चिकित्सा के माध्यम से कैंसर के इलाज को संभव कर सकती हैं। इसमें कोई दो राय नहीं है। उन्होंने कहा कि इस विधि से लाखों लोगों की जान बच सकती है।

"उत्तम स्वास्थ्य के रहस्य" पर ज्ञानप्रद खंड"

मूत्र चिकित्सा के प्राकृतिक लाभ, सभी के लिए स्वस्थ्य बने रहने व स्वस्थ्य जीवन जीने के लिए एक बेहतरीन स्वास्थ्य के राज़ पर शैक्षिक भाग है। इसमें प्राकृतिक क्षमता होती है। कैंसर/अन्य बीमारियों को ठीक करने की क्षमता है। यह उपचार का काफी प्रभावी तरीका है और पूर्ण रूप से ज्यादा सशक्त प्राकृतिक उपचार है।

मैं जगदीश आर भुरानी इन पुस्तकों का लेखक हूं:

1) "मूत्र चिकित्सा के प्राकृतिक लाभ"

2) "मूत्र चिकित्सा से कैंसर का उपचार"

मैंने उन रोगियों का इलाज किया है, जो निम्न रोगों से पीड़ित थे:

- स्तन, फेफड़े और हड्डी के कैंसर की अंतिम अथवा चौथी अवस्था, "ब्रैस्ट कार्सिनोमा" अमाशय कैंसर "कार्सिनोमा स्टोमक"
- अंडाशय कैंसर "पेप्पिलरी एडेन कार्सिनोमा"
- मुख/गाल का कैंसर, होंठ का कैंसर, सीएमएल ल्यूकीमिया (कैंसर)
- यकृत में स्थानांतरण के साथ अमाशय के कैंसर की चौथी अवस्था

(स्तन, फेफड़े, हड्डी का कैंसर, अंडाशय कैंसर, होठ का कैंसर, मुख/गाल का कैंसर, सीएमएल ल्यूकिमिया (कैंसर), अमाशय/यकृत का कैंसर)

मूत्र चिकित्सा "शिवांबु" उपचार की प्राचीन पद्धति है, जो पीढ़ी दर पीढ़ी चली आ रही है। मूत्र चिकित्सा का संदर्भ आयुर्वेद के लगभग प्रत्येक भाग में मिलता है। यह योगाभ्यास की एक विधि भी है।

प्राचीन पुस्तकों और वेदों में, मूत्र को "शिवांबु" (स्व-मूत्र) अर्थात शिव का जल कहा गया है। उन लोगों ने "शिवांबु" को एक पवित्र द्रव्य माना। उनके अनुसार मूत्र में दूध से ज्यादा पोषक तत्व होते हैं।

प्राचीन विधि में मूत्र चिकित्सा का अभ्यास उपचार की पारम्परिक विधि में किया जाता था, जिसे अपनाना एवं उसके लाभ उठाना अधिकांश लोगों के लिये कठिन है। इसे अपनाकर घर में आसान तरीकों को अभ्यास में लाया जा सकता है। मूत्र चिकित्सा के अधिकतम लाभ उठाने के लिये मैंने अध्ययन किया, और शोध कर सही विधि एवं तकनीक को खोजा है, जिसे जन्म से सेरेब्रेल पाल्सी से ग्रसित बच्चों समेत हर कोई अपना सकता है। इसे अपनाकर बहुत आसान तरीके से इसका अभ्यास किया जा सकता है।

मूत्र चिकित्सा हर प्रकार की गंभीर एवं पुरानी बीमारियों को ठीक करने और स्वस्थ्य बने रहने की पूरी तरह दवारहित

एवं प्रभावी प्रणाली है। ज्यादातर लोगों के मन में "मूत्र" के प्रति भ्रम है क्योंकि वे इसके लाभ से परिचित नहीं हैं। उन्हें इसके प्रति सकारात्मक रवैया अपनाना चाहिये, और तब उन्हें महसूस होगा कि प्राकृतिक उपचार की शक्ति हमारे अंदर है।

लंबी गंभीर बीमारियों से ग्रसित जिन लोगों ने मूत्र चिकित्सा को खुशी से और सकारात्मक रूप से अपनाया, उन्हें 10 से 15 दिन के छोटे से अंतराल में ही अपने मानसिक एवं भौतिक स्वास्थ्य में इसके लाभ दिखने लगे।

मूत्र चिकित्सा की उचित विधि है मूत्र पीना, पूरे शरीर पर मूत्र से मालिश करना, मूत्र से गीले पैक को रखना, संतुलित आहार को बनाये रखते हुए पानी और जूस पीना। जो लोग इस उपचार को अपनाते हैं उनका मूत्र रंगहीन (पानी की तरह) आता है, जिसमें किसी भी प्रकार की गंध नहीं होती और वे अधिकतम लाभ प्राप्त करने के लिये ज्ञान ले पाते हैं। इसकी जागरुकता से लाखों जीवन बचाये जा सकते हैं। वर्ष 2007 से लेकर इन 12 वर्षों में "मूत्र-चिकित्सा" की मान्यता एवं प्रचार हेतु मैंने एन.ए.सी.ओ., आई.सी.एम.आर दिल्ली, केंद्र सरकार, भारत के राष्ट्रपति, भारत के प्रधानमंत्री, केन्द्रीय स्वास्थ्य मंत्री और अन्य सरकारी विभागों को पत्र लिखा और अपनी पुस्तकों को प्रेषित किया है।

सरकार ने होम्योपैथी और आयुर्वेद को मान्यता प्रदान की है। उसी प्रकार सरकार को "मूत्र-चिकित्सा" को भी मान्यता प्रदान करना चाहिए। मूत्र-चिकित्सा उपचार की अत्याधिक दक्ष

विधि है। मैं कैंसर को घटित होने से रोकने और भारत एवं पूरे विश्व में इस अत्याधिक दक्ष विधि से लोगों की सेवा में अपना योगदान करने के लिए दृढ़ हूँ! मैंने इस पुस्तक में कैंसर रोगियों के लिखित लेखों एवं प्रमाण पत्रों को प्रस्तुत किया है। मैंने अपनी वेबसाइट www.urinetherapy.in पर कैंसर और अन्य पुराने रोगों से ग्रसित रोगियों, जिन्हें मूत्र-चिकित्सा से लाभ हुआ है, द्वारा रिकॉर्ड किए गए विडियो को अपलोड किया है। प्रमाण पत्र और विडियो रिकॉर्डिंग वैज्ञानिक प्रमाण के साक्ष्य हैं। मैं भारत सरकार और स्वास्थ्य मंत्रालय से आग्रह करूंगा कि "मूत्र-चिकित्सा" को प्रचारित करें जो योगा के समान 100% सुरक्षित है। मूत्र-चिकित्सा का प्रचार लाखों जीवन को बचा सकता है।

जगदीश आर भुरानी

"मूत्र-चिकित्सा"

योगा के समान 100% सुरक्षित है

- मूत्र चिकित्सा प्राचीन उपचार की दक्ष प्राकृतिक विधि है।
- मूत्र-चिकित्सा को प्राचीन ऋषियों और योगियों ने अपनाया।
- मूत्र एक प्राकृतिक द्रव "जीवन का अमृत" है, जो रोगों का उपचार कर सकती है।
- मूत्र-चिकित्सा हमारे शरीर की कायाकल्प करती है और सामान्य स्वास्थ्य की सुरक्षा करती है।
- मूत्र-चिकित्सा कैंसर, मधुमेह और समस्त प्रकार के रोगों का नियंत्रण/उपचार कर सकती है।
- मूत्र-चिकित्सा कैंसर के उपचार और रोकथाम में बहुत प्रभावी है।
- मूत्र चिकित्सा स्वस्थ कोशिकाओं को क्षति पहुंचाए बिना कैंसर कोशिकाओं को नष्ट करती है।
- यह फेफड़े, अग्नाशय, यकृत, मस्तिष्क, हृदय जैसे प्राणाधार अंगों का पुनर्निर्माण कर सकती है।
- यह रक्त के थक्कों को घोल सकता है, सुचारु रक्त प्रवाह सुनिश्चित करती है।
- यह श्वसन, संवहन, तंत्रिका और पाचन तंत्र में सुधार लाती है।

- यह कड़े जोड़ों में लचीलापन ला सकती है और तंत्रिका तंत्र को बनाती है।
- यह हाथों और पैरों के कड़े जोड़ों को ढीले और चलायमान बनाने में कारगर साबित हो सकती है।
- मूत्र चिकित्सा प्रतिरक्षा तंत्र को बढ़ा सकती है तंत्रिका विकार को दूर करती है।
- यह स्मरण शक्ति, बुद्धिमत्ता की वृद्धि कर सकती है और मस्तिष्क की क्रियाशीलता को बढ़ा सकती है।
- मूत्र चिकित्सा जन्म के समय से शरीर में उपस्थित विकारों को नियंत्रित एवं उनका उपचार कर सकती है।
- मूत्र चिकित्सा तनाव दूर कर सकती है और मानसिक शान्ति बनाये रखने में मदद कर सकती है।
- मूत्र चिकित्सा शारीरिक, मानसिक और आत्मिक असंतुलन को बनाये रखने में सहयोगी है।
- मूत्र चिकित्सा स्वास्थ्य और रोगियों के लिए रामबाण है।
- मूत्र चिकित्सा बौद्धिक, भावनात्मक और शारीरिक स्वास्थ्य को मजबूती प्रदान कर सकती है।
- मूत्र चिकित्सा पोषण और उपचार का अमूल्य श्रोत है।
- मूत्र चिकित्सा आत्मिक ज्ञान को बढ़ा सकती है।

"मूत्र चिकित्सा" का पूरे विश्व में प्रचार कीजिए
लाखों लोगों के जीवन को सुरक्षित कीजिए

मूत्र-चिकित्सा

मूत्र चिकित्सा कोई नई विधा नहीं, बल्कि यह पीढ़ी दर पीढ़ी से चली आ रही मरीज को हर प्रकार के रोगों पर नियंत्रण करने और उनके उपचार की औषधिविहीन पद्धति है।

वेदों में प्राचीन पुस्तक "दमर तंत्र" में उल्लेखित किया गया है कि भगवान शिव ने स्वयं माँ पार्वती को "मूत्र चिकित्सा के लाभ" गिनाए थे। "योग और तंत्र" की पुस्तकों में मूत्र के स्वास्थ्यवर्धक और सर्वशक्तिमान के रूप में अनगिनत सन्दर्भ विद्यमान हैं।

मूत्र में ऐसे रासायनिक यौगिक होते हैं, जो मानव शरीर के स्वास्थ्य और विकास के लिए अत्याधिक आवश्यक हैं। वास्तव में यह विश्व का सर्वोत्तम स्वास्थ्यवर्धक द्रव्य है। मूत्र में कुछ वाष्पशील लवण होते हैं, जो बहुत लाभप्रद हैं। इसमें मौजूद लवण बहुत दक्षता से अम्लों का अवशोषण करते हैं और मानव शरीर में कई रोगों का निवारण करते हैं जिसके फलस्वरूप शरीर के कई विकार जड़ से समाप्त हो जाते हैं।

मूत्र शरीर के बाह्य और आंतरिक प्रत्येक रोग की सर्वोत्तम औषधि है। यह आंत के विष और कृमियों को नष्ट करता है। यह रक्त का शोधन कर नव जीवन प्रदान करता है और त्वचा विकारों का निवारण करता है। यह नेत्रों के विकारों का निवारण करता है, शरीर को ताकतवर बनाता है, पाचन तंत्र में उन्नति करता है और कफ़ एवं शीत प्रकोप को नष्ट करता है।

यह समस्त प्राणदायी अंगों जैसे कि फेफड़े, अग्नाशय, यकृत, मस्तिष्क, हृदय इत्यादी की का पुनर्निर्माण करता है।

मूत्र सर्वोत्तम प्राकृतिक स्वास्थ्यवर्धक द्रव्य है। मूत्र के सेवन से वृक्क, यकृत और पित्त के रोग, सूजन, साइनस में अवरोध, पीलिया, प्लेग और अन्य विषैले ज्वर का उपचार होता है। बाह्य प्रयोग से यह त्वचा की सफाई करता है और रूसियों का उपचार करता है तथा कंपकपी, सुन्नपन एवं लकवा में यह सर्वोत्तम है। शरीर पर मूत्र के बाह्य प्रयोग से त्वचा के जटिलतम रोगों का उपचार हुआ है।

मूत्र "दैविक अमृत" है और चूँकि मूत्र रक्त से आता है, यह उन दो लोगों को जो एक दूसरे के मूत्र का सेवन करते हैं, लाभ पहुँचाता है। बेशक, इसके साथ उचित आहार भी लिया जाए। एक स्वस्थ व्यक्ति के मूत्र का सेवन या मालिश कोई दूसरा व्यक्ति, जिसे अपना मूत्र एकत्रित करने में कठिनाई है या असमर्थ है, कर सकता है। एक व्यक्ति अन्य व्यक्ति के मूत्र का सेवन कर सकता है, क्योंकि इस धरती पर इसके समान कोई औषधि नहीं है। इसमें उपचार की क्षमता है, जिसका अनुभव व्यक्तिगत रूप से करना पड़ता है। मूत्र चिकित्सा हीमोग्लोबिन और रक्त की अन्य कोशिकाओं को सामान्य स्तर पर लाता है जो स्वस्थ जीवन के लिए आवश्यक है।

"मूत्र-चिकित्सा" योगा के समान 100% सुरक्षित है
मूत्र चिकित्सा" का पूरे विश्व में प्रचार कीजिए
लाखों लोगों के जीवन को सुरक्षित कीजिए

स्वयं में विद्यमान चमत्कारिक उपचार को खोजें

यह विचार कि मानव अपने उत्सर्गों, जैसे कि मूत्र की खुराक का सेवन चिकित्सीय उद्देश्य के लिए कर सकता है बहुतों को खराब लगेगा, जिनमें कुछ चिकित्सक भी हैं। किन्तु कड़वे मूत्र के सामान सत्य भी कड़वा है किन्तु यह सत्य को नहीं बदल सकता है।

थोड़े मूत्र के सेवन से सामान्य सर्दी-जुकाम, त्वचा रोग, कैंसर, एचआईवी/एड्स जैसे कई रोगों का उपचार किया जा सकता है। मूत्र घटकों का प्रयोग महिलाओं में प्रजनन उपचार, सर्वाइकल कैंसर, त्वचा विकार, नेत्र और कान के संक्रमण में किया जाता है।

मूत्र वृक्क का अति सूक्ष्म छना हुआ उत्पाद है। अध्ययन दिखाते हैं कि शरीर के अति आवश्यक प्राणदायी रसायन जैसे कि हॉर्मोन, प्रतिजैविक मूत्र में प्रवाहित होते हैं। मूत्र सेवन से इनका पुनः प्रयोग किया जा सकता है। मूत्र में विद्यमान समस्त घटक संक्रमण रोधी, आयु रोधी, मोटापा रोधी और कैंसर रोधी गुण प्रदान करते हैं तथा हॉर्मोन संतुलन, जिसमें जनन भी सम्मिलित है, का नियंत्रण करते हैं।

इसके लाभ की अपेक्षा जोखिम सीमित हैं क्योंकि मूत्र 100% सुरक्षित है और इसका कोई दुष्प्रभाव नहीं है। यदि कैंसर, कफ़, मुंहासे और अन्य रोग यदि बोझ बन गए हैं आप अभी मूत्र चिकित्सा को अपनाइए और लाभ का अनुभव कीजिए। मूत्र शरीर से त्यागा गया गंदा और विषैला पदार्थ नहीं है। मूत्र रक्त निस्यन्दन का उप उत्पाद है, उचित रूप से अपनाया जाए तो अपशिष्ट नहीं है।

चिकित्सीय रूप से यह बहुत अधिक छने प्लाज्मा के रूप में संदर्भित है। यह वृक्कों के द्वारा निर्मित रक्त का ही व्युत्पन्न है - जिसका मूल उद्देश्य केवल मलोत्सर्जन नहीं अपितु रक्त में उपस्थित समस्त तत्वों की सांध्रता (कनसंट्रेशन) का नियंत्रण है। पोषक पदार्थ से परिपूर्ण रक्त यकृत से प्रवाहित होता है, जहाँ विषों को ठोस अपशिष्टों के रूप में मलोत्सर्जन हेतु पृथक किया जाता है।

अंत में यह शोधित स्वच्छ रक्त वृक्क में निस्यन्दन प्रक्रिया से गुजरता है, जहाँ अतिरिक्त जल, लवण, विटामिन, खनिज, एंजाइम, प्रतिजैविक, यूरिया, यूरिक अम्ल और शरीर के लिए अप्रयोज्य तत्वों को शुद्ध जीवाणुरहित जलीय विलयन के रूप में एकत्रित होता है, जो मूत्र है। वृक्क का कार्य रक्त में विभिन्न तत्वों का संतुलन बनाना होता है।

रक्त में उपस्थित कई महत्वपूर्ण तत्व इसलिए नहीं छानते कि वह शरीर के लिए हानिकारक और विषैले हैं, बल्कि इसलिए कि शरीर को उस समय उन तत्वों के विशेष सांद्रण

की आवश्यकता नहीं होती। यह वृक्क की नियंत्रण प्रक्रिया ही है, जो हमें किसी विशिष्ट समय पर शरीर की आवश्यकता से अधिक खाने पीने की सहूलियत देता है।

मूत्र चिकित्सा कायाकल्प हेतु मूत्र सेवन की विधि है। इसे अलौकिक जीवित पोषण समझा जाता है क्योंकि यह रक्त का उप उत्पाद है और इसमें "जीवन बल" है! उपचार की क्षमता स्वयं में विद्यमान है। मूत्र को पोषण और उपचार का अमूल्य श्रोत समझा गया है। मानव शरीर अपनी विभिन्न क्रियाओं के नियंत्रण और असंतुलन से लड़ने के लिए निरंतर विभिन्न प्रकार की क्रियाएं करता है।

यह एंटीबॉडी, हॉर्मोन, एंजाइम और अन्य प्राकृतिक रसायन का उत्पादन करता रहता है। जिसका किसी को पता नहीं है। नैदानिक अध्ययनों ने यह सिद्ध किया है कि मूत्र में विद्यमान हजारों शारीरिक रसायन और पोषक तत्व व्यक्ति के शारीरिक क्रिया को प्रकट करते हैं।

वैज्ञानिक यह दलील देते हैं कि कोई भी चीज जो रक्त में विद्यमान है व्यक्ति के लिए हानिकारक नहीं हो सकती है। इसके साथ ही यह भी कहते हैं कि जब इसका आंतरिक सेवन किया जाता है मूत्र सीधे रक्त प्रवाह में नहीं जाता बल्कि पाचन तंत्र में प्रवाहित होता है, जहाँ इसके घटकों को संचयित किया जाता है। उपयोगी तत्वों का पुनः अवशोषण होता है, जबकि अन्य को ठोस अपशिष्ट के रूप में निकल जाते हैं।

"युरोकाइनेज नामक एंजाइम भी मूत्र में पाया जाता है, जिसका प्रयोग औषधि के रूप में हृदयाघात के मरीजों को दिया जाता है। यह कोरोनरी धमनियों में जमे रक्त के थक्कों को तोड़ने का काम करती है, जिससे रक्त का प्रवाह सुचारु रूप से होने लगता है।

अतिरिक्त बलगम को दूर करने, कृमियों को नष्ट करने और आंत को साफ़ करने में भी मूत्र बेहद प्रभावी है। यह हीमोराइड के उपचार में प्रभावी है। यह रेबीज और कीड़ों एवं सांप के काटने पर सर्वोत्तम विष-नाशक है।

श्वसन तंत्र: मूत्र को सूंघने से बंद नाक, जुकाम, फ्लू, कफ़, नज़ला और ऊपरी श्वसन नलिका की अन्य समस्याओं का निवारण होता है। क्षय रोग के निवारण में यह चिकित्सीय रूप से सिद्ध है।

तांत्रिका तंत्र: मूत्र विभिन्न प्रकार के रोग जैसे एलर्जी, स्व-प्रतिरक्षी, प्रतिरक्षा तंत्र के अन्य रोगों के निवारण में प्रभावी है। जीभ के नीचे मूत्र की कुछ बूंदे एलर्जी से छुटकारा दिलाती हैं और तंत्रिकाओं को शांत करती हैं। दिखने वाली गांठे जैसे कि स्तन की गाँठ 3-4 हफ़्तों में खत्म हो जाती हैं।

नेत्र: मूत्र से नेत्रों का निरंतर उपचार दृष्टि क्षमता को बढ़ाता है। ताजे मूत्र की कुछ बूंदे नेत्रों में डालने से कंजक्टिवाइटिस दूर होती है। जब हल्का उबाल कर शहद में मिलाकर प्रयोग किया जाता है मूत्र नेत्रों की चोट का उपचार करता है।

त्वचा: एक दिन पुराने मूत्र का प्रयोग कर मालिश करने से कायाकल्प होता है और यह त्वचा को नम, कोमल और चिकना बनाता है तथा बालों की शोभा बढ़ाता है। मूत्र को सीधे त्वचा पर लगाया जा सकता है। मूत्र जलने, घाव, एक्जीमा, सोरायसिस और त्वचा के भिन्न रोगों का उपचार कर सकता है।

मूत्र चिकित्सा से कैंसर का उपचार

उपचार शक्ति हमारे अंदर है

करोड़ों लोग गंभीर बीमारियों से ग्रसित हैं। आज पूरी मानव जाति अनगिनत असाध्य रोगों से घिरी हुई है और आदमी स्वयं को बिलकुल असहाय और निराश महसूस कर रहा है। सरकार द्वारा एक सर्वेक्षण के अनुसार इस प्रकार के भयानक रोगों से पीड़ित लोग हर साल बढ़ रहे हैं। बहुत सी कोशिशों और निरंतर शोध के बावजूद वैज्ञानिक और चिकित्सा शोध विभाग तमाम रोगों का स्थाई इलाज ढूंढने में सफल नहीं हुए।

प्रकृति हमें वायु, जल, सूर्य प्रकाश, आदि, प्राकृतिक सुविधाएं प्रदान करती है, जो हमारे शरीर के लिए जरूरी है। इसके साथ परमात्मा हमें एक अमृत मुहैया कराता है, जिसे हम मूत्र' कहते हैं, जो हमारे शरीर से निकलता है। मूत्र में प्राकृतिक इलाज से हर प्रकार के रोगों को नियंत्रित करने की शक्ति होती है। जैसे प्रकृति ने मां के स्तन में नवजात बच्चे के पोषण के लिये दूध मुहैया कराया है, ठीक वैसे ही स्वास्थ्य को बनाये रखने एवं विभिन्न बीमारियों के उपचार के लिये प्रकृति ने मानव शरीर को मूत्र उपलब्ध कराया है।

"मूत्र चिकित्सा" उपचार का अच्छा और सबसे सुरक्षित तरीका होता है क्योंकि इसके कोई साइड इफेक्ट यानी दुष्प्रभाव नहीं होते। मूत्र चिकित्सा हर प्रकार की लंबी बीमारियां जैसे

कैंसर, मधुमेह, रक्तचाप, एचआईवी/एड्स, गुर्दे का फेल होना, मस्कुलर डिस्ट्रोफी, आर्थराइटिस, सोरियासिस, बालों का गिरना, दिमागी संतुलन बिगड़ना और सेरेब्रल पाल्सी, आदि।

यह प्रतिरक्षा तंत्र को मजबूत करती है, तंत्रिका विकार में सुधार लाती है, हमारे शरीर में जमा होने वाले विषैले पदार्थों को घोल कर निकालती है। यह मृत ऊतकों को पुनर्जीवित कर सकती है, महत्वपूर्ण अंगों जैसे, मस्तिष्क, हृदय, फेफड़े, पाचक ग्रंथि, लीवर आदि की प्रतिरोधक क्षमता को पुनः बनाती है। ये हमारे शरीर में नवजीवन प्रदान करती है और लोगों के स्वास्थ्य की सामान्य रक्षा करती है।

मूत्र चिकित्सा की इस प्राकृतिक चिकित्सा से पूरी दुनिया में अधिकांश लोग भयानक रोगों से छुटकारा पा सकते हैं। यह एक ऐसा रामबाण है, जो सभी रोगों का समाधान करता है और हमारे अंदर है, वो आपके जीवन में बहुत सारी खुशियां भर सकती है। व्यक्ति का आत्म विश्वास और सकारात्मक दृष्टिकोण उनकी सभी समस्याओं का हल कर सकती है और वो अपने स्वस्थ और सुखी जीवन को बनाए रखने में सक्षम हो जाएंगे।

फिजीशियन और डॉक्टर कहते रहते हैं कि मूत्र शरीर का जहरीला मलोत्सर्ग होता है यह बात सच्चाई से कहीं परे है। मेरे अनुभव से यह सिद्ध हो चुका है कि लगभग सभी बीमारियां मूत्र चिकित्सा से नियंत्रित एवं ठीक की जा सकती हैं, उसमें जरूरी है उपयुक्त पद्धति को नियमानुसार अपनाएं।

सूर्य की रोशनी मानव जाति के लिए प्राकृतिक उपहार है। हमें जीवित रहने के लिए और शरीर और मन में स्वस्थ होने के लिए सूर्य की रोशनी की जरूरत है।

सूर्योदय के समय सूर्य प्रकाश की सकारात्मक ऊर्जा शारीरिक विकास में मदद करती है। सूर्य पृथ्वी पर जीवन का सह निर्माता और निर्वाहक के रूप में माना जाता है। विश्व भर में वैज्ञानिक सूर्य की रोशनी के बराबर किसी भी अन्य मानव निर्मित वैकल्पिक शक्ति का आविष्कार या बना नहीं सकते हैं।

मूत्र "जीवन का अमृत" एक प्राकृतिक तरल है जो स्वस्थ्य जीवन को बनाए रखने के उद्देश्य के लिए प्रकृति द्वारा उपहार दिए या गया है जो रोगों का जड़ से इलाज कर सकता है। समान या समान रूप से शक्तिशाली प्राकृतिक तरल दुनिया में मौजूद्ध नहीं है और ना ही बनाया जा सकता है और वैकल्पिक चिकित्सा के किसी भी अन्य स्रोत के माध्यम से या किसी भी अन्य वैज्ञानिक पद्धति के माध्यम से हासिल नहीं किया जा सकता है। मूत्र जीवन का पानी है जो आध्यात्मिक विकास और शारीरिक तंदुरुस्ती के लिए हमारे निर्माता द्वारा दिया गया प्राकृतिक उपहार है। मूत्र "चिकित्सा शक्ति है जो तुम्हारे भीतर है"। केवल आप अपने आप को स्वस्थ्य बना सकते हैं, जब तक आप अपने आप की मदद नहीं करेंगे कोई आपकी मदद नहीं कर सकता।

मूत्र शरीर के भीतर और बाहर सभी रोगों के लिए एक वैश्विक और उत्कृष्ट उपाय है। यह जहर का मारक है और

वी.आई.टी., पिट, के.ए.एफ.एफ.ए. से उत्पन्न सभी रोगों और जहर को नष्ट कर देता है और यह पाचन को सुधरता है और शरीर मजबूत हो जाता है। शरीर से अपशिष्ट उत्पादों और विषाक्त पदार्थों को हटाने के द्वारा और शरीर के रक्षात्मक तंत्र को उत्तेजक भी करते हुए यह बीमारी का इलाज करता है। यह कीड़े और अन्य जहरीली डंकों पर शानदार काम करता है।

यह गर्भावस्था समस्या के सभी प्रकार, अत्यधिक मासिक धर्म, और गर्भाशय में ट्यूमर के लिए काम करता है। यह आंखों की कई बीमारियों, आंतों के कीड़े, स्कार्लेट ज्वर और सभी त्वचा रोगों को नष्ट कर देता है।

मूत्र स्वस्थय जीवन को बनाए रखने के उद्देश्य के लिए प्रकृति द्वारा उपहार में दिया गया है। यह रोगों के सभी प्रकार की चिकित्सा और अच्छे स्वास्थ्य को बनाए रखने की एक पूरी तरह से औषधि रहित प्रणाली है। यह रक्त को शुद्ध करता है और जीवन को नई अवधि देता है। मूत्र आवश्यक यौगिकों, विटामिन, हार्मोन और सभी बहुमूल्य खनिजों, लवण और रासायनिक यौगिकों जो मानव शरीर के विकास और रखरखाव के लिए बहुत आवश्यक हैं शामिल करता है। मूत्र शक्ति का वाष्पशील लवण एसिड को पूरी तरह से अवशोषित करता है और मानव शरीर में अधिकतम बीमारी को एकदम जड़ से नष्ट कर देता है।

मूत्र का स्वाद और रंग निर्भर करता है, कि हम क्या पीते और खाते हैं। व्यक्तियों को इससे जुड़े कलंक पर काबू

पाना होगा और उचित विधि, तकनीक, आवश्यक आहार और उपचार के तरीके को समझना होगा। जब हम शुद्ध पानी से हमारे वाहिकाओं या गंदे कपड़ों को धोते हैं, पानी गंदा हो जाता है जिसे नाली में फेंका जाता है।

इसी तरह अगर हम हमारे भोजन में तेल, नमक, और मिर्च शामिल करते हैं तो हम पीले रंग का मूत्र प्रसाधन करते हैं और यह गंध से युक्त होता है जिसे फेंका जाता है।

अगर हम इससे बचे और हमारे भोजन में तेल, नमक, और मिर्च शामिल ना करें और संतुलित हल्का आहार लें, पानी और जूस कॉफी पियें तो हम शुद्ध पानी की तरह बेरंग मूत्र प्रसाधित करेंगे जो एकाधिक विटामिन से युक्त होता है।

मूत्र रक्त का पनिहला हिस्सा होता है। चूंकि मूत्र खून से आता है, इसलिये यह किसी के भी स्वास्थ्य को बेहतर बनाता है, जो एक दूसरे का मूत्र पीते हैं बशर्ते वे उचित आहार लेने के बाद विसर्जित किया जाये। जिस व्यक्ति को अपना मूत्र इकठ्ठा करने में कठिनाई हो या वो असमर्थ हो, उसे एक स्वस्थ व्यक्ति का मूत्र पिलाया जा सकता है या मला जा सकता है। एक व्यक्ति किसी अन्य स्वस्थ व्यक्ति का मूत्र पी सकता है, क्योंकी इसके बराबर कोई अन्य उपाय नहीं है। यह चिकित्सा शक्ति है जो अद्भुत है और एक व्यक्ति आध्यात्मिक तरह से इसे समझता है, जिसका व्यक्तिगत रूप से ही अनुभव किया जाता है।

माँ अपना सफेद रंग का मूत्र (पानी की तरह रंग हीन) इकट्ठा कर सकती है और अपने बच्चे को यह अपने शरीर से निकालने के तुरंत बाद पीने के लिए दे सकती बशर्ते जब शुद्ध आहार खाएं।

इस विधि को अपनाया जा सकता है और मूत्र बच्चों और अन्य लोगों को दिया जा सकता है, जो सेरेब्रल पाल्सी और मानसिक विकार जैसी बिमारी से जन्म से प्रभावित हैं। मूत्र अन्य व्यक्तियों को भी दिया जा सकता है जिनका इलाज चल रहा है और वे अपना मूत्र पीने में असमर्थ हैं और जो किसी भी तरह के जीर्ण रोग से पीड़ित हैं या जिनका टर्मिनला और अंतिम चरण के साथ का निदान किया गया हो।

जो लोग बहुत पुराने रोगों से ग्रसित हैं मूत्र का सेवन, मूत्र से शरीर की मालिश, शरीर पर मूत्र की गीली पट्टी रखकर, जल तथा फलों के रस का सेवन, संतुलित अल्पाहार लेकर मूत्र चिकित्सा को अपना सकते हैं।

जिन लोगों ने मूत्र चिकित्सा को अपनाया है, उन्हें कड़ाई से 3 दिनों तक मूत्र उपवास का पालन करना चाहिए। अर्थात उपचार के दौरान मात्र मूत्र और जल का सेवन करें। अच्छे और त्वरित परिणाम के लिए मूत्र उपवास को 7 दिनों के पश्चात दोहराया जा सकता है।

प्रचलित रूप से कैंसर का उपचार सर्जरी, रेडिएशन और कीमोथेरेपी से किया जाता है। हालाँकि आंकड़े बताते हैं कैंसर

की इन उपचार विधियों का प्रभाव सीमित है। प्रभाव दिखाने में सीमित हैं और कई दुष्प्रभाव से उलझे हुए हैं।

कीमोथेरेपी में कई सशक्त लाभ हैं जो शरीर के अन्य भागों में फैलने वाली कैंसर कोशिकाओं को नष्ट करता है और घटाता है। यह कुछ हद तक शरीर में उपस्थित गाँठ को भी कम करता है।

कीमोथेरेपी के कुछ दुष्प्रभाव हैं क्योंकि यह कैंसर कोशिकाओं के साथ स्वस्थ कोशिकाओं को भी नष्ट करता है। इस उपचार के दुष्प्रभाव से कई जटिलताएं उत्पन्न होती हैं जैसे कि बालों का झड़ना, उल्टी, पेट दर्द, संक्रमण, तंत्रिका मांसपेशियों में पीड़ा, लाल एवं श्वेत रक्त कोशिकाओं की संख्या में कमी। मूत्र चिकित्सा में कोई दुष्प्रभाव नहीं है। कम समय में अधिक लाभ हेतु वह लोग भी इसे अपना सकते हैं जो सर्जरी या कीमोथेरेपी करवा रहे हैं।

जो लोग पहले से ही सर्जरी करवा चुके हैं और कीमोथेरेपी के अंतर्गत हैं, कम समय में अधिक स्वास्थ्य लाभ और अच्छे परिणाम के लिए मूत्र चिकित्सा को अपना सकते हैं। वह चिकित्सक द्वारा निर्देशित कीमोथेरेपी करवा सकते हैं साथ ही साथ मूत्र चिकित्सा को भी जारी रख सकते हैं। यह कीमोथेरेपी के दुष्प्रभावों को कम करेगा और अतिशीघ्र स्वास्थ्य लाभ प्राप्त करने में सहयोग करेगा। यह उनकी प्रतिरक्षा तंत्र में मजबूती लाएगा, स्वास्थ रक्त कोशिकाओं का निर्माण करेगा और प्रतिरोधी क्षमता को बढ़ाएगा। मूत्र चिकित्सा उनको नया

जीवन दे सकता है और समस्त कष्टों से छुटकारा दिला सकता है।

मूत्र चिकित्सा का कोई साइड इफेक्ट यानी दुष्प्रभाव नहीं। जो लोग किसी प्रकार की सर्जरी या कीमोथैरेपी करवा रहे हैं, वे इसके लाभ कम समय में सकारात्मक परिणाम के रूप में देख सकते हैं।

कीमोथेरेपी करवा रहे रोगी अस्पताल में उपचार के समय किसी अन्य स्वस्थ व्यक्ति के मूत्र का सेवन कर सकते हैं। यह कीमोथेरेपी से होने वाले दुष्प्रभावों को कम करने में सहयोग करेगा। कीमोथेरेपी करवाने के 24 घंटे पश्चात वह स्वयं के मूत्र का सेवन भी कर सकता है अगर वह पर्याप्त मात्रा में जल का सेवन करता है। जब भी वह अपने मूत्र को रंगहीन, गंधहीन पाए वह अपने मूत्र का सेवन स्वयं कर सकता है।

कीमोथेरेपी करवा रहे रोगी अस्पताल में उपचार के समय किसी अन्य स्वस्थ व्यक्ति के मूत्र का सेवन कर सकते हैं। यह कीमोथेरेपी से होने वाले दुष्प्रभावों को कम करने में सहयोग करेगा।

कीमोथेरेपी करवाने के 24 घंटे पश्चात वह स्वयं के मूत्र का सेवन भी कर सकता है अगर वह पर्याप्त मात्रा में जल का सेवन करता है। जब भी वह अपने मूत्र को रंगहीन, गंधहीन पाए वह अपने मूत्र का सेवन स्वयं कर सकता है।

कैंसर की अंतिम चौथी अवस्था का पता चलने पर चिकित्सक या कैंसर विशेषज्ञ कीमोथेरेपी का सुझाव नहीं देते। उन्हें लगता है कि रोगी के बचने की सम्भावना बहुत कम है और रोगी कीमोथेरेपी के दुष्प्रभावों को नहीं सह पाएगा। चिकित्सक उसके बचने की आशा छोड़ देते हैं और अस्थाई औषधि लिख देते हैं। अस्थाई कीमोथेरेपी या अस्थाई औषधियाँ उनके शेष जीवन की पीड़ा को कुछ हद तक कम कर कठिन परिस्थितियों से बचा सकते हैं। यह रोग का स्थाई उपचार नहीं करते।

अंतिम अथवा चौथी अवस्था के कैंसर रोगी किसी अन्य औषधि के प्रभावहीन होने पर मूत्र चिकित्सा को अपना सकते हैं। जब मूत्र चिकित्सा को उचित रूप में अपनाया जाता है इसके प्रभाव और लाभ कम समय में ही दिखने लगते हैं। यह कैंसर कोशिकाओं को नष्ट करता सकता है और शरीर के अन्य भागों में इसके विस्तार को रोकता है और उनको कष्टों से छुटकारा दिला सकता है।

अस्थाई कीमोथेरेपी कोई अति प्रभावी इंजेक्शन नहीं है। इसके लाभ और दुष्प्रभाव सीमित हैं। कैंसर कोशिकाओं को घटाने में इसके कुछ लाभ हैं।

मूत्र चिकित्सा अंतिम अवस्था के कैंसर रोगियों को दिए जाने वाले अस्थाई कीमोथेरेपी के दुष्प्रभावों को कम कर न्यूनतम कर सकता है। मूत्र चिकित्सा कैंसर के उपचार में बहुत प्रभावी है।

कैंसर का उपचार कीजिए

पाइए सर्जरी और कीमोथेरेपी से छुटकारा

यह एक आम धारणा है कि कैंसर एक अपकर्षक रोग है और कई मामलों में इसका परिणाम अंत ही है। सम्पूर्ण विश्व में कैंसर दूसरा सबसे बड़ा हत्यारा बन कर उभरा है।

यह सुझाव है कि कैंसर को मूत्र चिकित्सा से रोका जाए, जो अधिक प्रभावशाली है तथा सर्जरी और कीमोथेरेपी से बचा जाए।

"मूत्र चिकित्सा से कैंसर का उपचार कीजिए", एक पुस्तक है जो विशेषतः लोगों के स्वस्थ जीवन हेतु स्वास्थ्य पर लिखी गई है। एक बार कैंसर का पता चलने पर रोगी को सर्जरी और कीमोथेरेपी के अंतर्गत जाना पड़ता है जो सुरक्षित नहीं है और इसके कई दुष्प्रभाव हैं।

मूत्र चिकित्सा में प्राकृतिक उपचार क्षमता है। यह कैंसर और समस्त रोगों का नियंत्रण/रोकथाम/उपचार कर सकती है। यह बहुत प्रभावी उपचार विधि है और सर्वश्रेष्ठ प्राकृतिक उपचार है। यह सुरक्षित है और इसमें कोई दुष्प्रभाव नहीं है। इसमें कोई पैसा खर्च नहीं होता और इसे घर पर ही किया जा सकता है।

मूत्र चिकित्सा कीमोथेरेपी/रेडिएशन की अपेक्षा अधिक प्रभावी है और इसमें अधिक लाभ हैं। यह कैंसर कोशिकाओं को बढ़ने से रोकती है और शरीर के अन्य भागों में इसे फैलने पर अंकुश लगाती है। यह बिना स्वस्थ कोशिकाओं को क्षति पहुँचाए विषैली कैंसर कोशिकाओं को नष्ट करती है।

ईश्वर ने मानव को आश्चर्यजनक उपहार दिया है, उसका स्वयं का जल : "शिवाम्बु"। शिव का अर्थ है लाभदाई-स्वास्थ्यप्रद और अम्बु का अर्थ है जल। दमर तंत्र में शिवाम्बु को पवित्र द्रव कहा गया है। शिवाम्बु संयुक्त संस्कृत शब्द है, जिसका अर्थ लाभकारी जल है। मूत्र चिकित्सा का सशक्त प्रयोग कष्ट निवारण और स्वस्थ जीवन के निर्वहन में कैंसर रोगियों की सहायता कर सकता है।

कैंसर का उपचार सर्जरी, रेडिएशन और कीमोथेरेपी से किया जाता है। हालाँकि आंकड़े बताते हैं यह कैंसर उपचार में इसके प्रभाव सीमित हैं और उनके कई दुष्प्रभाव भी हैं।

ट्यूमर के रोगियों में चिकित्सकों के लिए यह पता लगाना अत्यंत कठिन होता है कि यह बॉर्डर-लाइन ट्यूमर/शून्य अवस्था का है या कैंसर रहित ट्यूमर है। चिकित्सकों को ट्यूमर के निवारण के लिए रोगियों का ऑपरेशन करना पड़ता है और कभी-कभी ट्यूमर को निकालने के पूर्व इसके आकार को घटाने के लिए कीमोथेरेपी की भी आवश्यकता पड़ती है।

जब रोगी की छाती में या शरीर के किसी अन्य भाग में गाँठ या किसी अतिरिक्त वृद्धि का अनुभव करता है तो वह

चिकित्सक की सलाह लेता है। जब स्कैनिंग में पता चलता है कि रोगी को कैंसर है तब चिकित्सक रोगियों के मन में भय उत्पन्न करते हैं और उन्हें सर्जरी, बायोप्सी और कीमोथेरेपी कराने की सलाह देते हैं। चिकित्सक यह कह कर भी डराते हैं कि सर्जरी, कीमोथेरेपी नहीं कराने पर उनका बचना मुश्किल है।

कीमोथेरेपी में कई दुष्प्रभाव हैं जैसे कि बालों का झड़ना, थकान, संक्रमण, रक्त की कमी (लाल रक्त कोशिकाओं की संख्या में कमी), जी मिचलाना, उल्टी, कब्ज़, दस्त, मुंह/जीभ/गले की समस्याएँ, फेफड़े, यकृत की समस्याएं, सुन्नपन और अन्य कई जटिलताएं। शरीर में श्वेत और लाल रक्त कणिकाएं घट जाती हैं। कीमोथेरेपी से कैंसर कोशिकाओं के साथ स्वस्थ कोशिकाएं भी नष्ट होती हैं।

जब बायोप्सी की जाँच की जाती है। गाँठ में एक हल्का सा छेद कैंसर कोशिकाओं को शरीर के अन्य भागों में फैला सकता है। यह संभावना बनी रहती है और रोगी प्रथम अवस्था से सीधे कैंसर की चौथी अवस्था में पहुँच सकता है। चिकित्सकों के अनुसार कैंसर के फिर से होने की सम्भावना सदैव रहती है।

मैं यह सुझाव दूंगा कि जैसे ही रोगी में कैंसर की पहचान हो उसे डरना, घबराना या किसी प्रकार के अवसाद में नहीं जाना चाहिए। ऐसे समय में रोगी को आशावादी मनोभाव रखना चाहिए। उन्हें अविलम्ब मूत्र चिकित्सा को अपना कर कैंसर

से लड़ना चाहिए और इसे रोकना चाहिए। वह इस पुस्तक में वर्णित उचित दिशा-निर्देशों का पालन कर सकते हैं।

मूत्र चिकित्सा रोगियों के लिए रामबाण है। यह सम्पूर्ण और जैविक रूप से कैंसर के रोकथाम और उपचार में बहुत प्रभावी है। कैंसर रोगियों को सर्जरी, कीमोथेरेपी या बायोप्सी के लिए जाने के पूर्व मूत्र चिकित्सा को अपनाना चाहिए जो उन्हें अनावश्यक महंगे उपचार में जाने की मानसिक वेदना और निद्राहीन स्थिति से उबार सकती है।

रोगी 2 से 3 हफ़्तों में अपने शारीरिक और मानसिक स्वास्थ्य में उन्नति का अनुभव करेंगे, उनके प्रतिरक्षा तंत्र में सुधार होगा और वह अपने शरीर में अतिरिक्त ऊर्जा का अनुभव करेंगे। वह पाएंगे कि दिन प्रतिदिन उनकी कैंसरयुक्त/ गांठ और कैंसरयुक्त गिलठी घट रही है। वह 30 दिनों के पश्चात चिकित्सीय जाँच करा सकते हैं और अपने स्वास्थ्य के सुधार को जान सकते हैं।

30 दिनों के पश्चात यदि वह कोई सुधार नहीं पाते और यदि उन्हें अति आवश्यक लगता है तो सर्जरी करवा सकते हैं। शल्य क्रिया के पश्चात बिना कीमोथेरेपी/रेडिएशन कराए उन्हें मूत्र चिकित्सा जारी रखनी चाहिए। हालाँकि सर्जरी के पश्चात मूत्र चिकित्सा के साथ चिकित्सक द्वारा बताई गई दवाईयों का सेवन कर सकते हैं।

कैंसर कोशिकाओं को नष्ट कर सकती है मूत्र चिकित्सा

अन्य कोशिकाओं को क्षति पहुंचाए बिना

मूत्र चिकित्सा किसी अन्य क्रियाशील कोशिकाओं को नष्ट किए बिना कैंसर कोशिकाओं को मार सकती है। यह अधिक प्रभावी है और इसमें कीमोथेरेपी या रेडिएशन की अपेक्षा अधिक लाभ हैं। यह कैंसर कोशिकाओं की वृद्धि को रोकती है और यह घातक कोशिकाओं को शरीर के अन्य भागों में फैलने से रोकती है।

यह बिना किसी दुष्प्रभाव के कैंसर कोशिकाओं के विषैले पदार्थ को नष्ट कर सकती है। मूत्र बहुत प्रभावी उपचार साधन है और प्रभावी प्राकृतिक उपचार है।

- इसमें पुराने रोगों के रोकथाम और उपचार की प्राकृतिक क्षमता है।
- यह प्रतिरक्षा तंत्र और तंत्रिका तंत्र को विकसित करता है और हमारे शरीर में एकत्रित विषों का निवारण करता है।
- यह मृत ऊतकों को पुनर्जीवित कर सकता है, प्राणदायी अंगों जैसे कि मस्तिष्क, हृदय, फेफड़े, अग्नाशय और यकृत की प्रतिरोधी क्षमता का पुनर्निर्माण कर सकता है।

- यह हमारे शरीर का कायाकल्प करता है और लोगों के सामान्य स्वास्थ्य को सुरक्षित करता है।
- यह समस्त पुराने रोगों के उपचार की दवारहित प्रभावी विधि है।
- यह उपचार की सबसे सुरक्षित विधि है जिसमें कोई दुष्प्रभाव नहीं है।
- यह कीमोथेरेपी और रेडिएशन की अपेक्षा अधिक प्रभावशाली है और इसमें अधिक लाभ हैं।
- यह कीमोथेरेपी के दुष्प्रभावों को निम्न स्तर पर ला सकता है।
- पुराने रोगों से ग्रसित अंतिम अवस्था के रोगियों को यह नव जीवन प्रदान कर सकता है।
- मूत्र चिकित्सा उपचार की एक अचूक विधि है और उपलब्ध सभी विधियों या वैकल्पिक पद्धतियों की तुलना में यह सभी रोगों के नियंत्रण और उपचार में कम समय लेता है।
- चिकित्सक अस्थाई उपचार पर चल रहे रोगियों के बचने की आशा छोड़ देते हैं। वह अस्थाई दवाईयां केवल दर्द निवारण और कठिन परिस्थितियों में आराम देने के लिए देते हैं। जो रोगी अस्थाई उपचार के अंतर्गत हैं वह भी मूत्र चिकित्सा को अपना सकते हैं। यह उनकी

पीड़ा और कष्टों को कम कर जीवन अवधि की वृद्धि कर सकता है।

- चिकित्सकों को यह विश्वास करना चाहिए कि मूत्र में प्राकृतिक दैवीय उपचार क्षमता है केवल यही प्राकृतिक उपचार है, जो विभिन्न प्रकार के रोगों का नियंत्रण और उपचार कर सकता है। मैंने अपनी पुस्तक में रोगियों के चिकित्सीय रिपोर्ट के साथ केस विवरण और प्रमाण पत्र प्रस्तुत कर तथ्यों को सिद्ध किया है।

- चिकित्सक उपचार की अपनी कोई भी विधि अपना सकते हैं साथ ही साथ यदि रोगियों का उपचार होता है और उन्हें अपने कष्टों से छुटकारा मिलता है, तो उनके अंतर्मन में प्राकृतिक उपचार को लेकर कोई गतिरोध नहीं होना चाहिए।

- चिकित्सकों को पुराने रोगों से ग्रसित रोगियों को मूत्र चिकित्सा अपनाने की सलाह देनी चाहिए। यह लाखों लोगों के जीवन को बचा सकती है और उन्हें कष्टों से मुक्ति दिला सकती है। यह कैंसर रोगियों को नव जीवनकाल प्रदान कर सकती है।

यदि प्रारम्भिक अवस्था में मूत्र चिकित्सा को अपनाया जाए, तो कई मामलों में रोगी सर्जरी, बायोप्सी, कीमोथेरेपी और रेडिएशन को टाल सकते हैं बशर्ते वह उपचार की विधि का सही अनुपालन करें।

मूत्र सर्वव्यापक औषधि है

विभिन्न रोगों को ठीक करने के लिये बाजार में हजारों दवाएं उपलब्ध हैं। प्रत्येक दवा का शरीर के अंगों और उनके विभिन्न तंत्रों पर अलग प्रभाव होता है। पेट की दवा को आँख में नहीं डाली जा सकती है। आँख की दवा को कान के लिये प्रयोग नहीं कर सकते हैं और कान की दवा ,मुँह क`लिय`उपयुक्त नही ंहो सकती है।

लेकिन मूत्र मनुष्य शरीर में बनने वाली एकमात्र दवा है जो लगभग प्रत्येक प्रकार के रोग के उपचार और रोकथाम के साथ-साथ सर्‌वव्‌यापक इलाज मुहैया कराता ह ै,चाह`इसका कोई भी नाम हो ,कारण हो या इसकी अवस्‌था हो। इसको रोगों के निदान के लिये कोई चिकित्सक की आवश्यकता नहीं होती है। ईश्वर ने हमारे जन्म से ही ऐसा बहुमूल्य उपहार दिया है जो रोगों के उपचार में सक्षम है ,आधुनिक स्‌वास्‌थ्‌य विज्‌ञान क`अनुसार चाह`वह गंभीर या तीव्‌र हो।

"मूत्र चिकित्सा" बचने की उम्मीदों को बढ़ा सकती है

यह कैंसर से होने वाली मौतों को कम कर सकती है

मूत्र चिकित्सा को कैंसर के उन मरीजों द्वारा ग्रहण किया जाता है जो चिकित्सालयों में चिकित्सीय उपचार और कीमोथेरेपी से गुजर रहे होते हैं। यह मरीज की सहनशील क्षमता को बढ़ाती है और उन्हें कीमोथेरेपी और अन्य दवाओं के दुष्प्रभाव को महसूस नहीं होने देती है। वे अन्य मरीज जो मूत्र चिकित्सा को ग्रहण नहीं करते हैं, की तुलना में बहुत जल्दी स्वस्थ होते हैं।

यह अंतिम अवस्था के रोगियों, जिनका शेष जीवन काल अस्थाई दवाईयों पर है, के कष्टों को कम कर सकती है।

इसे कैंसर से लड़ने वाली सर्वोत्तम सहयोगी पद्धति कहा जा सकता है।

यह कैंसर रोगियों के जीवित रहने की सम्भावना को बढ़ाती है।

कई मामलों में रोगी सर्जरी और कीमोथेरेपी को टाल सकते हैं।

यह कैंसर से होने वाली मृत्यु की संख्या को घटा सकती है।

यह प्रतिरक्षा तंत्र को बढ़ा सकती है, तंत्रिका विकार में सुधार ला सकती है और शरीर में एकत्रित विषों का निवारण कर सकती है। यह मृत ऊतकों को पुनर्जीवित कर सकती है, प्राणदायी अंगों जैसे कि मस्तिष्क, हृदय, फेफड़े, अग्नाशय, यकृत और आंत इत्यादि की प्रतिरोधक क्षमता का पुनर्निर्माण कर सकती है।

यह हमारे शरीर का कायाकल्प करती है और लोगों के सामान्य स्वास्थ्य को सुरक्षित करती है।

यह सभी प्रकार के पुराने रोगों के उपचार की पूर्णतः दवारहित पद्धति है।

यह सर्वश्रेष्ठ सुरक्षित उपचार विधि है, जिसमें कोई दुष्प्रभाव नहीं है।

यह बहुत प्रभावी उपचार साधन और सर्वश्रेष्ठ प्राकृतिक उपचार है।

यह कीमोथेरेपी और रेडिएशन से अधिक प्रभावी और अधिक लाभप्रद है।

यह उपचार का एक आशावादी माध्यम है और उपलब्ध अन्य विधियों या वैकल्पिक चिकित्सा पद्धतियों की अपेक्षा सभी रोगों के नियंत्रण और उपचार में कम समय लेती है।

मूत्र चिकित्सा स्वयं को रोगों से दूर रखने के लिए सर्वश्रेष्ठ निरोधक विधि है। यह समस्त प्रकार के जटिल रोगों का नियंत्रण और उपचार कर सकती है। रोगविहीन अथवा स्वस्थ

लोग भी मूत्र चिकित्सा को अपना सकते हैं। वह कुछ ही दिनों में स्वयं को ऊर्जावान महसूस करेंगे और जीवन भर स्वस्थ रहेंगे।

मूत्र चिकित्सा केवल आपको सुन्दर बनाने या कायाकल्प के लिए नहीं है अपितु यह आपके व्यक्तित्व को भी प्रभावित करती है। यह आपको प्रफुल्लित करती है। इसे अपनाने के बाद आपको आश्चर्य होगा कि वाकई में क्या इस दुनिया में कोई इतनी चमत्कारिक विधि भी हो सकती है। अतः जैसी कि लोकोक्ति है "देखकर ही विश्वास कीजिए", इसका सेवन कीजिए और स्वयं इसका अनुभव कीजिये। जब तक आप इसका प्रयोग नहीं करेंगे तब तक आप इसके अच्छे प्रभाव नहीं जानेंगे।

कैंसर रोगी शीघ्र स्वास्थ्य लाभ पाएंगे यदि वह मूत्र चिकित्सा के साथ प्रतिदिन प्राकृतिक क्रियाएं जैसे कि प्राणायाम, योग, व्यायाम, आदि करेंगे साथ ही वॉकिंग यानी पैदल चलने से भी इसके लाभ जल्द प्राप्त होते हैं।

मेडिकल-बॉम्बशेल!

ऐसा पाया गया कि कीमोथेरेपी से कैंसर फैलता है

यू-ट्यूब में एक वडियो है जिसका शीर्षक है MEDICAL-BOMBSHELL! (मेडिकल बॉम्बशेल)। इस वीडियो में दर्शाया गया है कि कैसे कीमोथेरेपी कैंसर को फैलाती है:-

वर्षों से हमें कीमोथेरेपी के खतरों की चेतावनी मिल रही है और यह कैसा अजीब संयोग है कि इसका पहला दुष्प्रभाव है कैंसर ही है।

अब इसकी पुष्टि योशिवा विश्विद्यालय के "द अल्बर्ट आइंस्टीन कॉलेज ऑफ़ मेडिसिन" के एक चौकाने वाले अध्ययन से हुई है:-

अध्ययन में पाया गया कि कीमोथेरेपी कैंसर कोशिकाओं के विस्तार की कारक है तथा और अधिक कैंसर ट्यूमर उत्पन्न करती है, जो अक्सर जानलेवा होती हैं। इस अध्ययन में, जिसे डॉ. जॉर्ज करीन गिएनिस की अगुवाई में किया गया, रक्त प्रवाह में कैंसर को आकर्षित करने वाले प्रवेशमार्ग उन रोगियों में बढ़ गए थे, जो कीमोथेरेपी की दवाईयां ले रहे थे। वह प्रक्रिया जिसमें कैंसर कोशिकाएं अपना स्वयं का रक्त प्रवाह संयोजित करती हैं, को एन्जिओजेनेसिस कहते हैं, इसलिए बहुतायत कैंसर औषधियों को एन्जिओजेनेसिस रोधी समझा जाता है, किन्तु अध्ययन के अनुसार कैंसर कोशिकाओं को

कीमोथेरेपी देने से एक ऐसा तंत्र प्रारम्भ होता है, जो कैंसर कोशिकाओं को कीमोथेरेपी से पूर्व की तुलना में और अधिक सशक्त बनाता है।

यह अचम्भित करने वाला है। पुन: अनुसंधान को देखिए, यह येशिवा विश्वविद्यालय में "कॉलेज ऑफ़ मेडिसिन" में हुआ है और यदि आप विचार करेंगे तो इसका निष्कर्ष है कि कीमोथेरेपी कैंसर उद्योग के लिए व्यापारिक औषधि का कार्य करती है, क्योंकि यह और कैंसर उत्पन्न करती है।

यहाँ एक आम समाचार के रूप में मैं वर्षों से यह कह रहा हूँ कि कीमोथेरेपी अत्याधिक विषैली है। यह कीमो जनित मस्तिष्क क्षय और साथ ही साथ पूरे शरीर में अतिरिक्त कैंसर कोशिकाओं का प्रवाह करती है, जो भविष्य में नए कैंसर की नींव रखती हैं और यह आपको कैंसर उद्योग के लिए बार-बार ग्राहक बनाती हैं। इनका उद्देश्य जैसे-तैसे मात्र धन अर्जन है।

क्या आपको लगता है कि कैंसर उद्योग सभ्-सभी मरीजों में कैंसर को समाप्त कर स्वयं को खत्म कर लेगा। कोई भी समझदार व्यक्ति यही कहेगा कि अरबों डॉलर वाला उद्योग रातो-रात कभी बंद नहीं होना चाहेगा। कोई उद्योग ऐसे नहीं चलता है। यह उनके लिए पैसा कमाने का जरिया है; वह और अधिक लाभ चाहते हैं, जिसका अर्थ है कि वे चाहते हैं कि अधिक से अधिक लोगों को कैंसर हो।

ओह, क्या संयोग है उपचार की जिस प्राथमिक पद्धति को वह अपनाते हैं, वही कैंसर की और कोशिकाओं को पैदा

करती है और अब इसकी पुष्टि जानी मानी मेडिकल पत्रिका में वैज्ञानिक तथ्यों द्वारा हो गई है।

अनुसंधानकर्ताओं ने यह भी कहा कि वे अब स्तन कैंसर में कैंसर कोशिकाओं के प्रसार का अध्ययन कर रहे थे, किन्तु आगे अन्य प्रकार के कैंसर के प्रसार पर भी अनुसंधान करेंगे। यह देखने के लिये कि क्या ऐसा ही प्रभाव उन पर भी है।

अतः यह अध्ययन पूर्ण रूप से स्तन कैंसर के लिए था और ढेरों महिलाएं ऐसे बईमान-धोखेबाज कैंसर विशेषज्ञों का शिकार होती आयी हैं और बहुत सी महिलाएं डरी हुई हैं।

आज के युग में चिकित्सीय उद्योग में कैंसर विशेषज्ञों से अधिक बईमान कोई अन्य नहीं है, जो यह कह कर महिलाओं को डराते हैं कि यदि आप आज ही उपचार प्रारम्भ नहीं करेंगी तो ज्यादा से ज्यादा 3 या 6 माह ही जीवित रहेंगी। डरी महिलाओं को इस विषैले उपचार के लिए उनकी सहमति ले लेते हैं।

वह महिलाओं पर दवाब डालते हैं और धौंस की नीति अपनाते हैं। किन्तु कभी यह खुलासा नहीं करते कि इन कैंसर केन्द्रों में कीमोथेरेपी दवाओं के द्वारा वह स्वयं के लिए धन अर्जित करते हैं। महिलाओं को डराकर कीमो के इंजेक्शन लेने के लिए मनाते समय वह अपने लाभ को आंक लेते हैं।

किन्तु यही स्थिति सभी जगह है। अमेरिका में भी। कैंसर विशेषज्ञ बहुत अनैतिक होते हैं। वे झूठ बोलते हैं और महिलाओं

को डराकर इलाज के लिये तैयार कर लेते हैं। अब हम जानते हैं कि असलियत में वह क्या कर रहे हैं - और अधिक कैंसर को बढ़ावा दे रहे हैं।

उन्हें इसी रूप में बहुत पूर्व से जाना जाता है। मेरे विचार से उन्हें पता होता है कि यदि एक बार कोई व्यक्ति कीमोथेरेपी प्रारम्भ करता है वह बारम्बार आने वाला रोगी बन जाता है और इसी से इन कैंसर केन्द्रों के धन अर्जन की पुनरावृत्ति होती है। उन्हें ठीक से पता होता है वे क्या कर रहे हैं।

ऐसी कोई भी परिस्थिति नहीं है जो कीमोथेरेपी को एक अच्छा विकल्प बनाती है। अन्य विकल्प खोजिए, प्राकृतिक पथ पर चलिए, विकसित औषधि को खोजिए, स्वास्थ्यवर्धक विकल्पों का पता लगाइए, अपने आहार में परिवर्तन कीजिए; उन चीजों को परिवर्तित कीजिए जो आपके शरीर में कैंसर को उत्पन्न कर रहे हैं।

मैं विश्वास करता हूँ वह लाभ के लिए लोगों के शरीर का शोषण कर रहे हैं और डरा कर विष पर विष दे रहे हैं, यह मान कर कि यही विष और कैंसर उत्पन्न करने जा रहा है, जिससे वह और अधिक धन अर्जित करने जा रहे हैं। वह इसी प्रकार कार्य करते हैं। आप विश्वास कीजिए या नहीं, कीमोथेरेपी निर्दयी औषधि है। संक्षेप में यही कैंसर उद्योग है। तो आप बदले में क्या कर सकते हैं?

अच्छा! बस कीमोथेरेपी को ना, ना, ना कहिए

स्व-मूत्र चिकित्सा (शिवाम्बु कल्प)

दमर तंत्र में वर्णित भारतीय प्रारूप

दमर तंत्र में वर्णित कुछ प्रारूप निम्नलिखित हैं:-

ओ पार्वती! मुझे तुम्हे "शिवाम्बु कल्प", जिसमें ढेरों लाभ हैं, की अनुमोदित क्रियाओं और विधि के बारे में बताना चाहिए। एक उद्देश्य के साथ धर्म ग्रंथों में कुछ बर्तनों के बारे में स्पष्ट उल्लेख किया गया है।

निम्न पदार्थों के बने पात्र मान्य हैं:

स्वर्ण, चांदी, ताम्बा, कांसा, पीतल, लोहा, मिटटी, गजदंत, काँच, पवित्र वृक्षों की लकडियाँ, अस्थि, चर्म और पत्तियाँ।

इस चिकित्सा पद्दति को अपनाने वाले को नमकीन या खट्टे आहार को त्यागना चाहिए। स्वयं पर अधिक जोर नहीं डालना चाहिए, संध्याकाल में हल्का आहार लेना चाहिए, जमीन पर सोना चाहिए और अपनी संवेदनाओं पर नियंत्रण तथा प्रभुत्व रखना चाहिए।

मूत्र चिकित्सा को अपनाने वाले व्यक्ति को मूत्र के शुरुआती और अंतिम हिस्से को छोड़कर मध्य हिस्से को एकत्रित करना चाहिए। इसे सर्वोत्तम क्रिया माना जाता है। शिवाम्बु (स्व-मूत्र) दैविक अमृत है, जो वृद्धावस्था और रोगों को नष्ट करने

में सक्षम है। दांत साफ करने और प्रातःकाल के अन्य दैनिक क्रिया कलापों के पश्चात व्यक्ति को स्वयं का स्वच्छ मूत्र सेवन करना चाहिए जो वृद्धावस्था और रोग नाशी है।

एक महीने तक शिवाम्बु का सेवन करने से व्यक्ति अंदर से शुद्ध हो जाता। दो माह का सेवन संवेदी अंगों को उत्तेजित और ऊर्जामय बनाता है। तीन माह का सेवन समस्त रोगों का नाश करता है और व्यक्ति को सभी कष्टों से छुटकारा दिलाता है। पाँच माह के सेवन से व्यक्ति को दैविक ज्ञान प्राप्त होता है और समस्त रोगों से छुटकारा प्राप्त होता है।

मूत्र में निम्न विटामिन और प्रोटीन होते हैं:-

यूरिया ए (नाइट्रोजन)	682	कैल्शियम	19.5
यूरिया	1459	मैगनीशियम	11.3
क्रिएटिनाइन एन	36	क्लोराइड	314
क्रिएटिनाइन	97.2	टोटल सल्फेट	91
यूरिक अम्ल एन	12.3	अकार्बोनिक सल्फेट	33
यूरिक अम्ल	36.9	अकार्बोनिक फॉसफेट	127
अमीनो एन	9.7	पीएच	6.4
अमोनिया एन	57	पोटैशियम	137
सोडियम	212		

दमर तंत्र में “शिवाम्बु”

ईश्वर ने मानव को एक चमत्कारिक उपहार दिया है, उसका अपना जल “शिवाम्बु”।

शिव का अर्थ लाभदायी और स्वास्थ्यकारी तथा अम्बु का अर्थ है जल।

“शिवाम्बु” (लाभदायी जल) इन्ही शब्दों से बना संयुक्त संस्कृत शब्द है। स्व-मूत्र चिकित्सा का उल्लेख प्राचीन संस्कृत ग्रन्थ दमर तंत्र में है। इसमें शिवाम्बु (स्व-मूत्र चिकित्सा) के चिकित्सीय उपयोग की विधि का विस्तृत वर्णन है। जैसा कि भगवान् शिव द्वारा दैवीय अर्धांगिनी देवी पार्वती को समझाया गया है। छंद, जिसे ‘अनुश्तुप छंद’ कहते हैं, में 107 श्लोक हैं। दमर तंत्र में यह दावा किया गया है कि समस्त रोगों का उपचार शिवाम्बु से किया जा सकता है और शिवाम्बु के नियमित उपयोग से मानव स्वास्थ्य और सामर्थ्य को धारण कर सकता है।

- बच्चा माँ के गर्भ में बढ़ना प्रारम्भ करता है।
- गर्भवती महिला के अजन्मे बच्चे का भ्रूण एम्नियोटिक द्रव से घिरा रहता है।
- एम्नियोटिक द्रव जिसमें भ्रूणीय मूत्र होता है जो बच्चे के विकास के लिए अत्यंत महत्वपूर्ण है।

- एम्नियोटिक द्रव और भ्रूणीय मूत्र का बच्चे के द्‌वारा अन्तःश्वसन और बाह्यश्वसन किया जाता है।
- अजन्मा बच्चा माँ के गर्भ में एम्नियोटिक द्रव और भ्रूणीय मूत्र पर रहता है, सांस लेता है और इसे निगलता है।

मूत्र पूर्णतः हानिरहित है जो बच्चे के सामान्य जन्म के लिए मांसपेशियों और हड्‌डियों के विकास में मदद करता है और इनका विकास करता है तथा बच्चे को जीवन देने में सहयोग करता है।

मूत्र, जो माँ के गर्भ में विकासशील बच्चे की सुरक्षा करता है और बच्चे को जीवन प्रदान करता है, में समस्त रोगों के बचाव, नियंत्रण और उपचार की प्राकृतिक क्षमता है।

कई लोगों के मन में मूत्र को लेकर गलत धारणा है और वह यह समझते हैं कि यह गंदा और विषैला है, क्योंकि इसे शरीर के द्‌वारा त्यागा जाता है। मूत्र जिसे निम्न स्तर का द्रव समझा जाता है और शरीर के अपशिष्ट के रूप में पहचाना जाता है। वास्तव में जल से भी स्वच्छ है। निसंदेह यह चौकाने वाला विचार है किन्तु स्व-मूत्र सेवन से कई असाध्य रोगों का उपचार हुआ है।

जब तक आप इसका प्रयोग नहीं करेंगे अपने शरीर पर इसके लाभकारी प्रभाव को जान नहीं पाएंगे। आप इसके अच्छे परिणामों से चौक जाएंगे। इससे भी अधिक यह कि आपको

अत्याधिक पीड़ा सहना नहीं पड़ेगा, चिकित्सक के पास बार-बार जाना नहीं पड़ेगा और प्रचलित चिकित्सा विधियों पर बहुत अधिक व्यय नहीं करना पड़ेगा। मूत्र व्यक्ति के स्वयं के रक्त का निस्यंद है।

प्राचीन सन्दर्भ

भगवान् शिव ने स्वयं माता पार्वती को "मूत्र चिकित्सा के लाभ" का वर्णन किया था। जिसका उल्लेख वेदों में प्राचीन पुस्तक "दमर तंत्र" में है। प्राचीन पुस्तकों और वेदों में इसे "शिवाम्बु" (स्व-मूत्र) कहा गया है जिसका अर्थ है शिव का जल।

मूत्र चिकित्सा उपचार की एक प्राचीन पद्धति है। उपचार के लिए शक्तिशाली तरीके "स्व मूत्र चिकित्सा" को "शिवांबु कल्प विधि", जो 5000 साल पुराना दस्तावेज है और दमर तंत्र इस अभ्यास को हिन्दू ग्रंथ वेदों से जोड़ता है, उसमें इसे उल्लेखित किया गया है। अयुर्वेद के लगभग सभी भागों में मूत्र चिकित्सा उल्लेखित किया गया है और उनमें से एक भावप्रकाश में मूत्र को "विषघन", यानी सभी जहर और रसायनों को मारने में सक्षम होता है और जो एक बूढ़े व्यक्ति को फिर से जवां बना सकता है और और "रक्तापामहाराम", जो रक्त का शुद्धिकरण करता है और सभी त्वचा रोगों का इलाज करता है।

तांत्रिक योगा संस्कृति में इस अभ्यास को "अमरोली" कहा जाता है। अमरोली, मूल शब्द से "अमर" से बना है। वे "शिवांबु" को पवित्र तरल कहते हैं। उनके मुताबिक मूत्र दूध से भी अधिक पौष्टिक होता है, जैसा कि आप भौतिक रूप से न केवल लाभान्वित होंगे, बल्कि आप आत्मिक उन्नत हो जाएंगे क्योंकि यह शरीर, मस्तिष्क और आत्मा के लिए अमृत है।

भगवान ने हमे यह अनमोल उपहार (मूत्र) सीधे जन्म से दिया है। कहावत 5:15 पवित्र बाइबल में भी उल्लेखित है:- "अपनी खुद की टंकी से पानी पियो।"

प्राचीन अवतरण

"एक वृहत आत्मा इसकी जरूरत जानती है और अपने को उसी के अंतर्गत ले जती है।" "स्वतः मूत्र दिव्य अमृत है"

"स्वतः मूत्र दिव्य अमृत है"

भगवान शिव -

(दमर तंत्र से)

उपाय:- "आपकी दवा आपके अंदर है, और आप उस पर कभी ध्यान नहीं देते। आपकी बीमारी आपके अंदर से है, लेकिन आप इस पर ध्यान नहीं देते।"

हज़रत अली-

"अपनी टंकी से निकलने वाले पान को पिएं"

कहावत 5: 15 -

(पवित्र बाइबिल)

मूत्र चिकित्सा का संदर्भ आयुर्वेद अर्थात सुश्रुत, हरित, भावप्रकाश, योगरत्नाकर, रजनीघंटू, वागभट्ट, धनवंतरी निघंतु और भैशज रत्नावली, कई और अधिक के लगभग सभी संस्करणों में पाया जाता है। शिवाम्बु कल्प विधि में जो (श्लोक) छंदों वाले दमर तंत्र का हिस्सा है, में जड़ी बूटियों के साथ मूत्र चिकित्सा

की प्रक्रिया और नियमों का विस्तृत वर्णन है। विद्वान जैन आचार्य भाद्रबाबू द्वारा "व्यव्हारसूत्र" के 41 और 42 श्लोक यह भी उल्लेख करते हैं कि व्रत लेते हुए या धार्मिक अनुष्ठान का नियमित प्रदर्शन करते हुए एक व्यक्ति को अपना ही मूत्र पीना चाहिए।

तांत्रिक योग संस्कृति में इस अभ्यास को "अमरोली" कहा जाता है। अमरोली जड़ शब्द अमर से आया है, जिसका मतलब है अमरत्व, अमर, अविनाशी, अमरोली। इसलिए थोड़ी बहुत अमरता लाने के लिए बनाई गयी तकनीक थी। अमरोली मूलतः उपचार की एक विधि के बजाय एक आध्यात्मिक अभ्यास था। वे इसे एक पवित्र तरल के रूप में पुकारते थे जिसे "शिवांबु" कहते हैं। उनके मुताबिक मूत्र, दूध की तुलना में अधिक पौष्टिक है।

यहां तक कि पश्चिमी देशों में मूत्र के शानदार औषधीय मूल्य और प्रभावकारिता से लोग वाकिफ हैं, जो पुराने रिकॉर्ड से स्पष्ट हैएक पुस्तक "वन थाउजेंड नोटेबल थिंग्स" इंग्लैंड में प्रकाशित हुई, जिसमें कई महत्वपूर्ण और उपयोगी संदर्भ उपलब्ध हैं कि उन्नीसवी सदी की शुरुआत में ही स्कॉटलैंड और आयरलैंड में मूत्र चिकित्सा अपनायी जाती थी। 24 अक्टूबर 1967 को सेन फ्रांसिस्को (यूएसए) की चिकित्सा पत्रिकाओं में प्रकाशित प्रेस रिपोर्ट के अनुसार सामान्य मानव मूत्र में कैंसर, क्षय रोग, फेफड़े और चिकित्सा संपत्ति है। शोध चिकित्सकों ने अमेरिकन हार्ट एसोसिएशन के वैज्ञानिक सत्र में कहा था कि

"मानव मूत्र का एक सत् मात्र से ही कई भयानक बीमारियों का उपचार हो सकता है और उस सत् को यूरोकिनेस कहते हैं।"

फार्मास्युटिकल कंपनियां मूल्यवान पदार्थ "यूरोकिनेस" को मानव मूत्र से निकाल रही हैं और अन्य देशों को निर्यात करके मूल्यवान विदेशी मुद्रा कमा रही हैं। हृदय और फेफड़ों की बीमारी में रक्त के थक्के को खत्म करने के लिए उपयोगी है। यूरोकिनेस का संदर्भ चार विद्वान अमेरिकी डॉक्टरों द्वारा लिखित 1354 पृष्ठ वाले दस्तावेज में है।

पुस्तक का नाम है "गुडमैन एंड गिलमैन्स दि फार्माकोलॉजिकल बेसिस ऑफ थेरेप्यूटिक्स" जो मैकमिलन प्रकाशन कंपनी न्यूयॉर्क द्वारा प्रकाशित की गई। **यह** एक जाना माना तथ्य है कि कुछ लोग गाय का मूत्र पीते हैं और दर्द व पीड़ा से उन्हें राहत मिलती है। लोग को एक छोटी मात्रा में गोमूत्र सीधे पीते हैं।

कुछ लाभ पाने के लिए वे आयुर्वेद और होम्योपैथी दवाएं भी लेते हैं, जो गोमूत्र की छोटे मात्रा से युक्त होती हैं। गोमूत्र को "पवित्र मूत्र" कहते हैं, लेकिन फिर भी वे गोमूत्र की छोटी मात्रा से युक्त होती है। गोमूत्र को "पवित्र मूत्र" कहते हैं, लेकिन फिर भी वे गोमूत्र बड़ी मात्रा में सीधे नहीं पी सकते हैं।

वहीं जो लोग ही मूत्र चिकित्सा को स्वीकार करते हैं और अपना लेते हैं, वे अपना ही मूत्र बड़ी मात्रा में पीकर उसके अधिकांश लाभ प्राप्त कर सकते हैं। उन्हें यह देखना होता है

कि वे सफेद रंग के मूत्र (रंगहीन जैसे पानी) का और उसका स्वाद पानी की तरह होता है। ज्यादा लाभ पाने के लिये वे स्वमूत्र के साथ-साथ गोमूत्र भी पी सकते हैं।

मूत्र विश्लेषण और अनुसंधान से पता चलता है कि हमारे अपने मूत्र (स्वतः मूत्र) और गोमूत्र में समान बहुमूल्य प्रोटीन मौजूद होते हैं:-

क्रिएटिनाइन, यूरिया-एन(नाइट्रोजन), यूरिया, सोडियम, पोटेशियम, कैल्शियम, मैग्नेशियम, अमोनिया-एन, क्लोराइड, एन/10 एसिड और विटामिन और अन्य हार्मोन हैं जो शरीर और स्वास्थ्य के रखरखाव के लिए महत्वपूर्ण हैं।

जब हम "मूत्र" कि बात करते हैं तो बहुत से लोग इस विषय को नज़रंदाज़ करना पसंद करते हैं और वे इससे जुड़ीं नकारात्मक बातों के कारण चर्चा की इच्छा प्रकट नहीं करते। उन्हें इसकी बहुमूल्य क्षमता और बहुत सारे फायदे नहीं पता होते हैं, जिसमें "प्राकृतिक उपचार शक्ति" होती है।

उन्हें सकारात्मक दृष्टिकोण विकसित करना चाहिए, हमारे भीतर प्राकृतिक चिकित्सा शक्ति का एहसास होना चाहिए, इस प्रेरणा को बढाएं और हंसते हुए मूत्र चिकित्सा को मानें और अपनाएं। उन्हें इससे जुड़े नकारात्मक पहलुओं को दूर करना चाहिए और अन्य लोगों को "यूरीन थेरेपी" से प्राकृतिक लाभ प्राप्त करने के लिए प्रोत्साहित भी करना चाहिए।

मूत्र चिकित्सा उपचार की प्राचीन पद्धति है। प्राचीन काल में साधु और ऋषिमुनि एक सक्रिय स्वस्थ जीवन का आनंद पाने के लिए और 300 से अधिक वर्षों की लंबी अवधि तक जीने के लिए मूत्र चिकित्सा का नित्य प्रयोग करते थे।

भारत के पूर्व प्रधानमंत्री स्वर्गीय श्री मोरारजी देसाई मूत्र थेरेपी का पालन करते थे और वो हमेशा स्वस्थ्य रहे व जीवन के अंतिम समय तक स्वस्थ जीवन बिताया। कई महान हस्तियां हैं, जो इसका प्रयोग कर स्वस्थ्य जीवन यापन करते रहे। आज भी पूरी दुनिया में लाखों मूत्र चिकित्सा का प्रयोग कर रहे हैं। लेकिन वे इसके अधिकतम लाभ पाने की उचित विधि नहीं जानते।

मूत्र उपवास

मूत्र उपवास बहुत प्रभावी है और इसे समस्त रोगों के उपचार और रोगों के मूल कारक को नष्ट करने में दक्ष समझा जाता है। मूत्र उपवास के दौरान व्यक्ति को बिना आहार, बिना फलों का रस का सेवन किए दिन रात मूत्र और जल का सेवन करना होता है।

उपवास वास्तव में सदियों पुरानी पद्धति है और प्रकृति के कई तंत्रों में मान्य है। मूत्र चिकित्सा पर पुस्तक "द वाटर ऑफ़ लाइफ" के लेखक जे. डब्लू. आर्मस्ट्रांग, जो स्वयं मूत्र चिकित्सा कर रहे थे, ने 45 दिनों तक बिना भोजन के उपवास किया। केवल मूत्र पीकर रहे और स्वयं को रोग मुक्त किया। उनके अनुसार उनके रोगियों ने निर्विघ्न दीर्घकालिक 30 से 60 दिनों का उपवास किया और खुद को कई रोगों से मुक्त किया।

मैंने मूत्र चिकित्सा को प्रारम्भ करने की सलाह दी, जिसे बहुत आसान विधि से अल्पाहार और फलों के रस के सेवन के साथ मूत्र का सेवन कर घर पर ही किया जा सकता है। इस आसान विधि को जन्म के समय से सेरिब्रल पाल्सी रोग से ग्रसित युवा बच्चों सहित सभी को अपनाना चाहिए।

दीर्घकालिक मूत्र उपवास करने से यह उत्तम परिणाम देगा और रोगों के कारक जड़-मूल से समाप्त होंगे और समस्या

पुनः घटित नहीं होगी। जो व्यक्ति दीर्घकालिक उपवास नहीं कर सकते उनके लिये मूत्र उपवास की अलग-अलग विधियां हैं।

मूत्र उपवास की चार विधियां इस प्रकार हैं:

1) वह मूत्र और जल का सेवन कर 5 दिनों का उपवास कर सकते हैं।

2) 5 दिनों के पश्चात अल्पाहार और फलों के रस के साथ 10 दिनों तक मूत्र सेवन कर सकते हैं।

3) वह 2 दिनों तक मूत्र और जल का सेवन कर मूत्र उपवास कर सकते हैं। 2 दिनों के पश्चात अल्पाहार और फलों के रस के साथ 5 दिनों तक मूत्र सेवन कर सकते हैं।

4) वह मूत्र और जल का सेवन कर 1 दिन का उपवास कर सकते हैं। 1 दिन के पश्चात अल्पाहार और फलों के रस के साथ 2 दिनों तक मूत्र सेवन कर सकते हैं।

उपचार की प्रक्रिया अवधि में उन्हें मूत्र उपवास जारी रखना चाहिए। उपवास की अवधि में उन्हें कोई औषधि/टेबलेट का सेवन नहीं करना चाहिए। उपवास के साथ मूत्र मालिश और मूत्र की गीली पट्टी का प्रयोग करना चाहिए।

यह सुझाव है कि व्यक्ति को स्वयं का ताजा मूत्र सेवन करना चाहिए। कुछ परिस्थितियों में वह दूसरे स्वस्थ व्यक्ति के मूत्र का सेवन भी कर सकते हैं।

मेरा व्यक्तिगत अनुभव

वर्ष 1990 में मैं पुराने ऑस्टियोआर्थराइटिस और हड्डियों में गंभीर कमजोरी के कारण अस्पताल में भर्ती हुआ। मैं "स्टीरियॉइड" गोलियों के दुष्प्रभावों के कारण बीमारी से ग्रसित हो गया था। वो गोलियां मैं बाएं पैर में एक्जिमा के लिए लंबे समय से खा रहा था। अस्पताल में तीन हफ्ते तक भर्ती होने के बावजूद मैं ठीक नहीं हो सका, मुझे खड़े होने व चलने में कठिनाई होती थी। मेरे एक हितैशी ने मुझे मूत्र चिकित्सा अपनाने की सलाह दी और मुझे कुछ पुस्तकों का सुझाव दिया:

1. वॉटर ऑफ लाइफ - लेखक आर्मस्ट्रांग
2. मिरैकल्स ऑफ यूरीन थेरेपी- लेखक डॉ. सी.पी. मित्तल, एमडी

मैंने उपरोक्त पुस्तकों को पढ़ा और मूत्र चिकित्सा शुरू कर दी। मैं दिन में दो बार मूत्र से अपने शरीर की मालिश करता था और अपना पूत्र पीता था। धीरे-धीरे मैंने लाभ प्राप्त किए, मेरी सहनशक्ति वापस आ गई और 30 दिनों के भीतर मैं पूरी तरह ठीक हो गया और एक्जिमा भी पूरी तरह सही हो गया।

मेरी पत्नी द्रौपति भुरानी मधुमेह और तंत्रिका समस्या से पीड़ित थीं। तंत्रिका समस्या के कारण कभी-कभी वह बहुत कमज़ोर हो जाती और बिस्तर से उठ तक नहीं सकती थीं। उस समय वह अपनी उंगलियों में संवेदनशून्यता और कमजोरी

महसूस करने लगी थीं और वह कलम या चम्मच तक अपने हाथ से पकड़ने में असमर्थ थीं।

अपने मूत्र की मालिश करने के एक घंटे बाद वह अपने शरीर में ऊर्जा महसूस करने लगीं और वह अपने बेड से खुद उठने लगीं और कलम पकड़ने व कागज पर लिखने लगीं। अपने को स्वस्थ्य रखने के लिए वह अपना मूत्र रोजाना पीती थीं। उन्होंने इस इलाज को अपनाया और वह अन्य लोगों के साथ उत्साहपूर्वक चर्चा करने लगीं। उन्होंने मुझे "मूत्र चिकित्सा" में खास रुचि लेने की प्रेरणा दी।

अपनी पत्नी के साथ मैंने भी वर्ष 1993 में गोवा में आयोजित प्रथम ऑल इंडिया कॉन्फ्रेंस ऑफ यूरीन थैरेपी में भाग लिया। तब से मैं पुराने रोगों से पीड़ित व्यक्तियों को सलाह एवं मुफ्त समाज सेवा प्रदान करने लगा। जुलाई 2006 में मैंने पहले "मूत्र चिकित्सा का लाभ" पर अपना 2 प्रश्ठों का लेख तैयार किया और जीर्ण रोग से पीड़ित लोगों को उसकी प्रतियाँ वितरित कीं। मैं उन्हें उचित विधि, तकनीक, उपचार की विधि और आवश्यक आहार के बारे में समझाता था। जिन्होंने मेरे लेख पढ़े और सही उपचार की उचित विधि को अपनाया उन लोगों ने मूत्र चिकित्सा के व्यापक लाभ प्राप्त किए।

चेन्नई की श्री अंगाला परामेश्वरी माता ने मुझे आशीर्वाद प्रदान किया और ईश्वर ने मुझे मूत्र चिकित्सा के लाभ का उचित ज्ञान प्राप्त करने की दिव्य शक्ति से प्रबुद्ध किया।

व्यावहारिक अनुभव और गहरी रुचि के साथ मैने अध्ययन किया, जांच की और मूत्र चिकित्सा के अधिकतम लाभ प्राप्त करने की उचित विधि और तकनीक ढूंढ निकाली, जिसका पालन बच्चों समेत सभी लोगों ने किया।

व्यक्ति जो मूत्र चिकित्सा को अपनाने के बाद उसे स्वेच्छा से उत्साहपूर्वक व्यवहार में लाते हैं वे इस दिव्य ज्ञान को बढ़ा सकते हैं और व्यवहारिक अनुभवों से स्वयं अपने डॉक्टर बन सकते हैं।

मैंने विभिन्न रोगों से ग्रसित रोगियों, जिनके जीवित रहने की आशा को चिकित्सकों ने त्याग दिया था और जिनका उपचार नहीं कर सकते थे, के केस विवरण को प्रस्तुत किया है। सभी रोगियों ने, जिनका उल्लेख यहाँ है, बहुत लाभ प्राप्त किया है और अपनी पीड़ा और कष्टों से छुटकारा प्राप्त किया है।

मूत्र एक प्रकार का "सीरम" है जो रक्त निस्पंदन या रक्त का पनिहल हिस्सा होता है, न कि अपव्यय निस्पंदन। "मूत्र चिकित्सा" सबसे प्रभावी प्राकृतिक उपाय है जिसका कोई भी दुष्प्रभाव नहीं होता। यह पोषण एवं उपचार शक्ति का अमूल्य स्रोत है। नियमित रूप से अपना मूत्र पीना "दीर्घायु और अधिक स्वस्थ्य रहने का रहस्य" है, स्वास्थ्य के लिए सबसे अधिक मूल्यवान और लाभकारी है, जो बीमारियों के इलाज की जड़ को समाप्त करने में सक्षम है।

हमारे मूत्र (स्वतः मूत्र) कई प्राकृतिक प्रोटीन से युक्त होता है और पोषण और चिकित्सा शक्ति का एक अमूल्य स्रोत माना जाता है। स्वच्छ और पानी की तरह सफेद रंग का मूत्र (जैसे पानी) किसी भी गंध से युक्त नहीं होने वाला मूत्र हमारे शरीर से एक उचित और स्वस्थ आहार बनाए रख कर प्राप्त किया जा सकता है। रंग और मूत्र का स्वाद लोगों पर निर्भर करता है कि वे कया खाते और पीते हैं।

लोगों को सफेद रंग (रंगहीन जैसे पानी) का मूत्र एकत्र करने की विधि के बारे में नहीं पता, जो किसी भी प्रकार की गंध से युक्त नहीं होती और बच्चों सहित सभी लोग उसे आसानी से पी सकते हैं। उन्हें उचित आहार और रस के बारे में भी नहीं पता है, जो मूत्र चिकित्सा के साथ ही लिया जा सकता है ताकि वे लंबी अवधि के लिए इलाज जारी रख सकें और उसके उचित लाभ बिना किसी समस्या के प्राप्त कर सकें।

वे अब इस पुस्तक को पढ़ सकते हैं और दिये गये सुझावों का अमल कर सकते हैं।

एक व्यक्ति जो पुरानी बीमारी से प्रभावित है और "मूत्र चिकित्सा" को अपनाता है वो नियमित रूप से चिकित्सा परीक्षण से गुजर सकता है। वह डॉक्टर के पर्यवेक्षण में रह सकता है, जो उसके स्वास्थ्य की क्रमिक प्रगति का निरीक्षण कर सकते हैं।

डब्ल्यू.एच.ओ और सरकार को मूत्र चिकित्सा को मान्यता देनी चाहिये

भले ही मैं एक पूर्ण चिकित्सक नहीं हूं और मेरे पास कोई चिकित्सा प्रमाण पत्र नहीं है, लेकिन प्रायोगिक अनुभव के साथ, मैंने गंभीर बीमारियों से जूझ रहे मरीजों को ठीक किया है। ऐसी बीमारियां, जिनका मेडिकल साइंस में इलाज नहीं है। मैंने ब्रेस्ट कैंसर, फैफड़ों एवं हड्डी के कैंसर, पेट के कैंसर, ओवरी कैंसर, सीएलएल ल्यूकेमिया (कैंसर), पेट एवं लीवर कैंसर, मुंह/गाल के कैंसर और होठ के कैंसर आदि के मरीजों को ठीक किया है।

मैंने एचआईवी, पित्ताशय में पथरी, सेरेबल पाल्सी, मस्कुलर डिस्ट्रोफी, नेफ्राटिक सिंड्रोम, समेत कई गंभीर बीमारियों का इलाज किया है। मेरे पास वे सब मेडिकल परिक्षण रिपोर्ट हैं जिनमें "रोगियों ने मूत्र चिकित्सा से लाभ प्राप्त किया है और अपने रोग का निदान किया है। कुछ रोगियों ने लिखित बयान दिए हैं और कुछ ने इलाज के पहले और इलाज के बाद के बयान दर्ज किये हैं। मूत्र चिकित्सा उत्कृष्ट चिकित्सा साधन है जो अधिक प्रभावी और शक्तिशाली समग्र उपचार है।

जब तक रोगी ठीक हो रहा है, तब तक चिकित्सक, वैज्ञानिक और अनुसंधान विभाग के पास इलाज की प्राकृतिक

विधि के लिए कोई बाधा नहीं होनी चाहिए। मरीजों को शल्य चिकित्सा के बिना उल्लेखनीय लाभ हासिल करने पर उनके मानसिक तथा शारीरिक स्वास्थ्य के सुधार को देख कर वे उचित सर्वेक्षण कर सकते हैं। वे अपने विभिन्न निदान और चिकित्सा परीक्षण की रिपोर्ट की भी जांच कर सकते हैं।

डॉक्टरों और वैज्ञानिकों को उनके नैतिक समर्थन और सिफारिश से लोगों को इस उपचार को अपनाने के लिए प्रोत्साहित करना चाहिए।

डॉक्टरों और वैज्ञानिकों को तथ्य पर विश्वास करना चाहिए कि "मूत्र प्राकृतिक दैवी उपचारात्मक शक्ति है" और वहाँ केवल एक प्राकृतिक उपाय है जो रोगों के विभिन्न प्रकार का इलाज कर सकता है। वे अनुसंधान कर सकते हैं और वैज्ञानिक सबूत ले सकते हैं कि मैंने जो दावा किया है वह सच है। डब्ल्यूएचओ को "मूत्र चिकित्सा" को प्राकृतिक चिकित्सा के रूप में मान्यता देनी चाहिए। यह सुरक्षित है और इलाज का सबसे प्रभावशाली तरीका है।

वे अच्छी तरह से जानते हैं कि कुछ दवा कंपनियां मानव मूत्र से बनाई गई जीवन रक्षक दवाओं और इंजेक्शनों की बिक्री से अरबों रुपए की कमाई कर रही हैं।

सरकारी संगठनों, वैज्ञानिकों, डॉक्टरों, मीडिया और निजी संगठनों को "मूत्र चिकित्सा" के प्रति जागरूकता फैलानी चाहिय। "मूत्र चिकित्सा" के लाभ प्राप्त करने के लिए इसकी

उचित विधि, तकनीक, उपचार और आवश्यक आहार पर लोगों को शिक्षित करना चाहिए। जागरूकता दुनिया के सभी दूरस्थ कोनों तक पहुँचनी चाहिए।

सरकार को "मूत्र चिकित्सा" को प्रोत्साहित करना चाहिये यह एक बहुत शक्तिशाली प्राकृतिक चिकित्सा है, जो करोड़ों जीवन बचा सकती है

उपचार की प्रणाली एवं विधि

"मूत्र चिकित्सा" की उपयुक्त विधि है:-

क) मूत्र पीना

ख) मूत्र से पूरे शरीर की मालिश करना

ग) शरीर के प्रभावित हिस्से पर मूत्र से गीला पैक रखना

घ) पानी पीना, रस पीना और हलका एवं संतुलित आहार लेते रहना

मूत्र पीने के साथ संतुलित और हल्का आहार लेते रहना बहुत महत्वपूर्ण और आवश्यक है, पुरानी बीमारी से पीड़ित मरीजों को अधिकतम लाभ प्राप्त करने के लिए मूत्र के गीले पैक रखने के साथ मूत्र से शरीर की मालिश करनी चाहिए।

लोगों को प्राकृतिक उपचार के प्रति सकारात्मक दृष्टिकोण और विश्वास का विकास करना चाहिए, जो उनके जीवन को बचाने और उन्हें दर्द और सभी प्रकार की पीड़ा से दूर कर सकती है। इस उपचार में व्यक्तियों को इसके लाभ उनके व्यक्तिगत विश्वास, रुचि, प्रयास, भोजन और उपचार की विधि के मुताबिक ही देखने को मिलेंगे।

व्यक्ति जो इस इलाज को पूरे उत्साह के साथ स्वेच्छा से अपनाते हैं उन्हें अपने स्वास्थ्य में 10 से 15 दिन यानी एक या दो सप्ताह के छोटे अंतराल में धीरे-धीरे सुधार देखने को

मिलेंगे। मूत्र का रंग और स्वाद उस पर निर्भर करता है कि व्यक्ति क्या खाते हैं और पीते हैं।

अगर कोई व्यक्ति जो हर घंटे पर बहुत सारा पानी पीता है और मूत्र निकालता है, उसका आंतरिक शरीर साफ हो जाता है और मूत्र का रंग सफेद (रंगहीन जैसे पानी) हो जाता है। इसी तरह से कोई व्यक्ति जो संतुलित एवं हलका खाना खाता है और तेल, नमक, मसाले और मिर्च का उपभोग अपने आहार में नहीं करते उनके मूत्र में गंध नहीं होती।

जो लोग अपने दैनिक जीवन एवं अन्य गतिविधियों में बहुत व्यस्त हैं, जिन्हें चिकित्सा की इस प्रक्रिया के लिये समय निकालना मुश्किल है, लेकिन वे स्वस्थ्य रहना चाहते हैं, वे स्वस्थ्य रहने के लिये निम्न तरीके से मूत्र पी सकते हैं।

रात में हल्के भेजन के बाद और सोने से पहले वे 3 गिलास (750 मिली) गर्म पानी पीयें। मध्यरात्रि अथवा सुबह के वक्त वे हल्के पीले रंग का या रंगहीन मूत्र प्रवाहित करेंगे, जो उन्हें पीना चाहिये। उसके बाद वे अपनी सुविधा के अनुसार दिन में 2 से 3 बार मूत्र एवं पानी पी सकते हैं। इस प्रकार वे एक से डेढ़ लीटर नाश्ते के पहले आसानी से पी सकते हैं। वे अपनी सुविधा के अनुसार इस प्रक्रिया को दिन के किसी भी समय अपना सकते हैं और खुद को स्वस्थ्य रख सकते हैं।

मूत्र की मालिश / मूत्र से गीला पैक रखना

वे लोग जो "मूत्र थेरेपी" को अपनाना चाहते हैं, लेकिन संकोच करते हैं या मूत्र पीने के लिए अपना मन नहीं बना पाते वे शुरू में पहली बार मूत्र के साथ अपने शरीर की मालिश द्वारा इलाज शुरू कर सकते हैं। मालिश करने से उन्हें इसके लाभ महसूस होने लगेंगे और फिर वे खुद को इसे पीने के लिये तैयार कर सकेंगे। त्वचा पर मूत्र मलने व उससे मालिश करना अन्य प्रकार की मलने की थैरेपी से कहीं ऊपर है और मूत्र चिकित्सा का यह एक महत्वपूर्ण भाग है, क्योंकि इससे मरीज को मूत्र उपवास के दौरान पोषण मिलता है।

यदि व्यक्ति पानी, रस पीता है और संतुलित आहार लेता है, वो सफेद रंग का मूत्र प्रवाहित करता है, जिसमें दुर्गंध भी नहीं होती। सफेद रंग का मूत्र आसानी से बिना किसी झिझक के पिया जा सकता है, क्योंकि उसका स्वाद एकदम पानी के जैसा होता है और उसमें स्वस्थ्य बने रहने के लिए जरूरी प्रोटीन और विटामिन होते हैं।

व्यक्ति धीरे-धीरे सुधार प्राप्त कर सकते हैं, वो भी सिर्फ मूत्र पीकर या सिर्फ मूत्र से मालिश कर या मूत्र से गीला पैक रख कर। सिर्फ मूत्र पीकर, व्यक्ति के शरीर के आंतरिक भाग की सफाई होती है, वो जवान हो जाता है और अपने शरीर

में ऊर्जा का प्रवाह महसूस करने लगता है। यह आवश्यक अंग जैसे मस्तिष्क, हृदय, फेफड़े, आंतों और लीवर, आदि की प्रतिरक्षक क्षमता को पुनजीर्वित एवं पुनर्विकसित करता है, जो बीमारी के कारण क्षतिग्रस्त हो गये।

मूत्र पीना सर्वोत्तम दवा है, जो कोई भी कठिनाइयों का सामना करते हुए इसका प्रयोग करता है और पहली बार मूत्र पीता है, वह इस बात से संतुष्ट हो जाता है। व्यक्ति जो एक लीटर मूत्र (सफेद या पीले रंग का) रोजाना दिन में कभी भी पीता है और शरीर पर मूत्र से मालिश करता है उसे दर्द व अन्य बीमारियों से धीरे-धीरे छुटकारा मिलने लगता है और मर्ज नियंत्रित व ठीक होने लगता है। ऐसा करने से दवाएं छूट जाती हैं और वे स्वस्थ्य रहने लगते हैं।

मालिश करना

केवल मालिश से व्यक्ति सभी प्रकार के त्वचा रोगों का इलाज कर सकते हैं। त्वचा निखर जाती है और हर प्रकार के अप्राकृतिक काले धब्बे और सफेद धब्बे गायब हो जाते हैं। यह त्वचा को स्थाई चमक प्रदान करती है, जो "स्पा या ब्यूटी पार्लर" जानेसे नहीं प्राप्त की जा सकती।

मूत्र से मालिश करने और मलने से त्वचा के बहुत सारे रोगों से छुटकारा प्राप्त कर सकते हैं और फिर त्वचा साफ और मुलायम हो जाएगी। शरीर के भागों के कांपने, सुन्न पड़ जाने और पक्षाघात के लिए मूत्र से मालिश करना काफी कारगर

रहता है और ठोस जोड़ ढीले पड़ जाते हैं, लचीले और चलने योग्य हो जाते हैं।

बुखार के समय मूत्र को शरीर पर मलने से शरीर का तापमान को नीचे लाया जा सकता है। कटने, चोट लगने और जलने के लिए मूत्र एंटी-सेपटिक दवा है जो काफी बेहतरीन तरीके से कार्य करता है। सिर्फ मूत्र से गीले पैक को रख कर व्यक्तियों को कई समस्याओं से राहत मिल सकती है।

यह गैंगरीन (मांस का सड़ना), पुराने अल्सर और चोटों को ठीक कर सकता है, जो दवाओं से ठीक नहीं हो रहीं। यह बालों के गिरने - को रोक सकता है और बाल मजबूत हो जाएंगे और लंबे होना शुरू हो जाएंगे। कुछ लोग जो गंजे हो गए हैं वे अपने गंजे सिर पर बाल उगते देख कर आश्चर्यचकित रह जएंगे।

कुछ लोग जो गंजे हो गए हैं वे अपने गंजे सिर पर बाल उगते देख कर आश्चर्यचकित रह जएंगे। मूत्र दंत चिकित्सा और अन्य मौखिक समस्याओं में भी प्रभावी है। द्वांत में साधारण दर्द के लिए मुंह में कुछ मूत्र रखें और कुल्ला करें जो सुबह और शाम को छह बार दोहराया जाना चाहिए।

माँ अपना सफेद रंग का मूत्र (पानी की तरह रंग हीन) इकट्ठा कर सकती है और अपने बच्चे को यह अपने शरीर से निकालने के तुरंत बाद पीने के लिए दे सकती बशर्ते जब आहार खाएं। इस विधि को अपनाया जा सकता है और मूत्र बच्चों और अन्य लोगों को दिया जा सकता है, जो सेरेब्रल पाल्सी

और मानसिक विकार जैसी बिमारी से जन्म से प्रभावित हैं। वे लोग, जिनको गठिया की समस्या है और घुटने की वजह से घूमने और सीढ़ी चढ़ने में कठिनाई होती है उन लोगों को मूत्र से अपने घुटने पर हल्के ढंग से मालिश करनी चाहिए जब तक वह सूख नहीं जाता।

जाता। वे 3 बार फिर समान तरीके से मूत्र को सूखने तक लगायें। मूत्र से गीला पैक भी अपने घुटने पर रख सकते हैं जो की अधिक प्रभावी है। यह एक दिन में 3 से 4 बार के लिए दोहराया जाना चाहिए।

10 से 15 दिनों की छोटी अवधि में उन्हें अधिक दर्द से राहत मिल जाएगी, कड़े जोड़ ढीले और चलाने योग्य बन जायेंगे और वे चलाने और सीढ़ी चढ़ने में सक्षम हो जायेंगे।

यह उपचार के साथ घूमना, व्यायाम करना, योग और भौतिक चिकित्सा प्रतिरक्षा प्रणाली को बढ़ाता है और पुरानी बीमारियों से ग्रसित व्यक्ति की प्रतिरक्षा क्षमता को बढ़ाता है, जिससे वो जल्दी स्वस्थ्य एवं ठीक हो जाए। उपचार की इस विधि को वे बच्चे भी अपना सकते हैं, जो सेरेब्रल पाल्सी या अन्य जन्मजात बीमारी से ग्रसित हैं।

स्वस्थ्य व्यक्ति भी मूत्र चिकित्सा को अपना सकते हैं

उनका प्रतिरक्षण तंत्र मजबूत होगा

वे अपने शरीर में अतिरिक्त ऊर्जा महसूस करेंगे

पीने, मालिश करने और गीला पैक रखने की विधि

रात्रि में एक गिलास पानी में तीन नीम की पत्तियाँ डाल दें और उसे सुबह उठकर पिएं। ईश्वर से प्रार्थना करें कि वो आपको स्वस्थ्य रखे।

सुबह: 1 लीटर गर्म/गुनगुना पानी (4 गिलास x 250 मिली)।

हर एक घंटे पर मूत्र या पानी पियें। 2.5 लीटर (या इससे अधिक) मूत्र सुबह से शाम तक पियें। आंख, कान और नाक में दिन में तीन बार ताजा मूत्र की बूंदें डालें।

नोट: ध्यान रहे आप केवल सफेद अथवा रंगहीन मूत्र या फिर हल्के पीले रंग का मूत्र ही पीयें। एक बार में 250 मिलीलीटर पी सकते हैं। बाकी का मूत्र एक बोतल में एकत्र करके रख दें। बाद में उससे शरीर पर मालिश कर सकते हैं या फिर मूत्र से गीला पैक रख सकते हैं।

मालिश

निम्न तरीके से सिर से लेकर पांव तक मूत्र से मालिश करें:-

पूरे शरीर पर मूत्र लगा लें और हल्के-हलके उसे तब तक मलें जब तक वो सूख न जाए। फिर से मूत्र लगायें, उसे तब तक मलते रहें, जब तक वह सूख नहीं जाती, उसी तरह तीन बार ऐसा करें। तीन बार ठीक से मालिश करने व उसे सुखाने में

करीब एक घंटा लगता है। पूरे शरीर की मालिश इसी प्रकार दिन में 2 से 4 बार करें। मालिश करने के लिये ताजा मूत्र लेकर उसे 24 घंटे तक रख सकते हैं, उसमें कोई भी गंध नहीं आयेगी।

कुछ लोग पुराने मूत्र को एक से दो सप्ताह तक रख कर इस्तेमाल करते हैं। ऐसा करने पर मूत्र की मालिश के लाभ तो मिलते हैं, लेकिन गंध आने लगती है।

मूत्र का गीला पैक

मालिश के बादः- मूत्र से गीले पैक को पेट पर और शरीर के अन्य संक्रमित भागों पर 2 घंटे तक रखें, दिन में दो बार। रात में फिर से पैक को रखें और सुबह हटाएं।

मूत्र से गीला पैक बनाने के लिए: एक सूती कपड़ा लें और मूत्र में भिगो दें। मूत्र से गीले कपड़े को तह कर के पेट और संक्रमित भाग पर 3 बार रोल करें। "मूत्र से गीले कपड़े" के ऊपर प्लास्टिक पेपर लगा दें, उसे कवर करने के लिए। प्लास्टिक पेपर के ऊपर एक और कपड़े को लपेटें। मूत्र से गीले पैक को हटाने के बाद, जब जरूरत पड़े तब गर्म पानी से नहाएं।

लोग उपचार को मूत्र पीकर, पूरे शरीर पर मूत्र से मालिश करके और मूत्र से गीले पैक को अपने पेट पर या शरीर के प्रभावित भाग पर रख कर शुरू कर सकते हैं। संतुलित आहार के साथ हर घंटे मूत्र, पानी और रस पीयें। चूंकि यह बीमारी को नियंत्रित एवं उपचार करने की सबसे सुरक्षित विधि है इसलिये इसे लंबे समय तक किया जा सकता है।

संतुलित एवं हल्क आहार

नाश्ता:- अखरोट के साथ सफेद जई का दलिया, 6 अखरोट और 10 बादाम

मध्य सुबह:- पपीता, छोटे केले या सेब

दोपहर का भोजन:- टूटा चावल or बाजरे का दलिया/ भात (Millet Rice / porridge) दही और उबली सब्जियां

शाम_को:- ब्राउन ब्रेड, जई के बिस्कुट या सेब

रात्रि भोजः- अंकुकरित और उबले हुए हरे चने (मंग) या हरे चने का सूप, और उबली सब्जियां या सलाद

इसमें मिला सकते हैं: गुड़, शहद, खजूर, अदरक लहसुन और नीबू।

उबली हुई सब्जियां:- गाजर, गोभी, बीन्स, और बेबी कॉर्न

सलाद:- टमाटर, खीरा और गाजर

सूप:- वेजीटेबल सूप

फलः- सेब, छोटा केला। पपीता, सपोता (चीक), स्ट्रॉबेरी।

नहाते वक्त आप मुलतानी मिट्टी, गर्म पानी, जिसमें थोड़ी सी नीम की पत्तियां और थोड़ी मात्रा में नारियल का तेल हो।

ये इस्तेमाल नहीं करें:- साबुन, तेल, नारियल, रिफाइंड चीनी, नमक, मिर्च। 2 चम्मच शहद, 1 चम्मच अदरक का रस, 1

चम्मच नीबू का रस, आधा चम्मच हल्दी का रस (पानी में 24 घंटा भिगोएं और कूट कर उसका रस निकालें) गर्म पानी में मिलाएं और रोजाना सुबह इस रस को पियें। खाँसी, ठण्ड और बुखार आने पर इसे शाम को और रात में फिर से पी सकते हैं। दिन के समय हर 2 घंटे पर निम्नलिखित में से किसी भी रस को पियें, यानी 6 गिलास रस रोजाना।

निम्न चीजों के सेवन से आप सर्वाधिक लाभ प्राप्त कर सकते हैं:-

गाजर	सेब	मोसंबी
टमाटर	नींबू का रस	छांछ
अनार	नारियल पानी	सोया मिल्क
गेहूं की बाली	करेला	गाय/बकरी का मलाईरहित दूध
सोया मिल्क		

"मूत्र उपवास" करके व्यक्ति अच्छे परिणाम प्राप्त कर सकता है। इसके लिये हर तीसरे दिन केवल मूत्र एवं पानी पीना होगा। दो दिन के लिये वे हल्का आहार और रस ले सकते हैं और तीसरे दिन वे मूत्र उपवास कर सकते हैं। वे सप्ताह में 2 दिन भी मूत्र उपवास कर सकते हैं। सुबह के मूत्र का पहली और अंतिम भाग फेंक देना चाहिये, बाकी के मूत्र को इस्तेमाल में लाना चाहिये।

3 महीने के बाद निम्न आहार शामिल कर सकते हैं:-

चपाती (रोटी):- कोलेस्ट्रॉल प्रबंधन आटा सादा आटा के साथ मिलाकर

हरे चने की खुराक या इडली (अंकुरित मॅग पेस्ट होने तक पीसा जाए)

गाय का शुद्ध घी (अधिकतम एक चम्मच प्रति दिन छोटी मात्रा में)

कोलेस्ट्रॉल मुक्त मक्खन (अधिकतम 10 ग्राम प्रति दिन) काला चना और प्याज। सब्जियां:- पालक, मेथी, लौकी, तुरई, गोभी, फूलगोभी, तूर दाल, हरा चना, काला चना और प्याज। सेंधा नमक, काली मिर्च और जीरा छोटी मात्रा में लिया जा सकता है।

कैंसर के मरीजों को सलाह दी जाती है कि वे दिन में कम से कम 2 गिलास (½ किग्रा) गाजर का जूस और 2 गिलास टमाटर का जूस रोजाना पीयें। एक गिलास गाजर का जूस ¼ किग्रा गाजर लें, उसे छील लें और छोटे-छोटे पीस कर लें। उसे पीस मिक्सर में डालें और पानी मिलायें। वे गेहूं घास या अनार का जूस भी ले सकते हैं।

कैंसर के मरीजों को चीनी से दूर रहना चाहिये। वे नींबू का रस गर्म पानी में मिलायें और उसमें एक चम्मच शहद डालें। और रोज़ाना पीयें। हल्के शहद के साथ नींबू का पानी

कैंसर के ट्यूमर को बढ़न से रोकता है। गर्म पानी में नींबू की कड़वाहट कैंसर की कोशिकाओं को नष्ट करने में सर्वश्रेष्ठ है।

कैंसर के मरीज जिनकी कीमोथैरेपी चल रही है, वे इलाज के दौरान किसी अन्य व्यक्ति का मूत्र पी सकते हैं, जो स्वस्थ्य हैं। ऐसा करने से कीमोथैरेपी के साइड इफेक्ट का उन पर कोई प्रभाव नहीं पड़ेगा।

वे लोग जो उपर्युक्त मूत्र चिकित्सा को अपना रहे हैं, उन्हें विटामिन, एंटीबायोटिक, तीव्र गोलियां और इंजेक्शन नहीं लेने चाहिए। लेकिन वे मधुमेह, रक्तचाप हृदय की समस्याओं और बुखार के लिए हलकी गोलियाँ ले सकते हैं। जब वे देखें की उनके स्वास्थ्य में प्रगति हो रही हो तो इन गोलियों को भी धीरे-धीरे कम कर सकते हैं।

मधुमेह और उच्च रक्तचाप डॉक्टरों द्वारा दी गई दवाएं / इंजेक्शन के साथ-साथ मूत्र चिकित्सा को भी कर सकते हैं। जब उन्हें कोई सुधार दिखाई देने लगे तब वे दवाएं / इंजेक्शन धीरे-धीरे लेने बंद कर सकते हैं।

मधुमेह के मरीज जिनके सूजन रहती है या कोई चोट टीक नहीं हो रही है, वे मूत्र का गीला पैक प्रभावित जगह पर रख सकते हैं। जब जरूरी लगे तो वे चिकित्सीय उपचार ले सकते हैं।

ऐसे लोग जो गंभीर बीमारियों से जूझ रहे हैं, वे डॉक्टरों द्वारा बताये गये चिकित्सीय उपचार ले सकते हैं और उसी

के समानांतर मूत्र चिकित्सा को अपना सकते हैं। जब कुछ सुधार दिखाई देने लगे तब धीरे-धीरे दवाएं बंद कर सकते हैं। मूत्र चिकित्सा स्वस्थ्य लोग भी अपना सकते हैं। उनकी प्रतिरक्षण प्रणाली मजबूत होगी और और उन्हें शरीर में ऊर्जा महसूस होगी।

सर्जरी और कीमोथेरेपी के बिना नियंत्रित हो सकता है कैंसर और ठीक भी किया जा सकता है

दुनिया में करोड़ों लोग घातक बीमारियों के शिकार हैं। यह अनुमान है कि 700,000 (7 लाख) से अधिक कैंसर रोगियों के मामले और 40,000 से अधिक बच्चों में कैंसर के मामले भारत में हर साल रिपोर्ट किये जा रहे हैं। दुर्भाग्य से कैंसर रोगियों की संख्या हर गुजरते साल में बढ़ती जा रही है। यह मौत के प्रमुख कारणों में से एक बन गया है।

दुनिया भर में लाखों लोग सबसे अधिक खतरे वाली बीमारियों से पीड़ित हैं। एक बार निदान हो जाए, रोगी, गंभीर बीमारी की मानसिक पीड़ा के अलावा कठिन से कठिन परिस्थितियों का सामना करता है, क्योंकि इसका इलाज महंगा होता है।

कैंसर रोग का पता चलते ही आवश्यक जांच और उपचार पर लाखों रुपए लगते हैं। कैंसर एक खामोश बीमारी है और कई लोगों को अपनी स्वयं के अंदर इस बीमारी का पता नहीं होता है और इसके परिणामस्वरूप धीरे-धीरे स्वास्थ्य गिरने लगता है और जीवन की अवधि में अनिश्चितता आने लगती है।

कैंसर का उपचार पारंपरिक रूप से शल्य चिकित्सा, विकिरण चिकित्सा और रसायन चिकित्सा से किया जाता है। हालांकि आंकड़ों से संकेत मिलते हैं कि कैंसर के इलाज में इन उपचारों के प्रभाव सीमित हैं और इनके दुष्प्रभाव एक पहेली जैसे होते हैं।

शरीर में सफ़ेद रक्त कोशिकाएं और लाल रक्त कोशिकाएं घट जाती हैं और कीमोथेरेपी के साइड इफ़ेक्ट के कारण कई जटिलताएं उत्पन्न हो जाती हैं। मूत्र चिकित्सा अधिक प्रभावी है और विकिरण और कीमोथेरपी की तुलना में और अधिक लाभकारी है। यह कैंसर कोशिकाओं के विकास को नष्ट कर सकती है और उन्हें शरीर के अन्य भागों में फैलाने से रोक सकती है। यह किसी भी दुष्प्रभाव के बिना कैंसर सेल में जहरीले पदार्थ को मार सकती है। जो लोग पहले से ही सर्जरी और कीमोथेरेपी से गुजर चुके हैं वे मूत्र चिकित्सा को अपना सकते हैं। लेकिन जैसा चिकित्सक सलाह देते हैं अगर वे कीमोथेरेपी जारी रखना चाहते हैं तो वे 36 घंटे के बाद मूत्र चिकित्सा शुरू कर सकते हैं। यह कीमोथेरेपी के दुष्प्रभाव कम कर सकती है और स्वस्थ रक्त कोशिका का निर्माण करने के लिए मदद कर सकती है। यह उनकी प्रतिरक्षा प्रणाली में सुधार और उनके प्रतिरोध की शक्ति में वृद्धि करेगी।

चिकित्सकों को उसकी सलाह देनी चाहिए और लोगों को उसके लिए प्रोत्साहित करना चाहिए जो कीमोथेरेपी के दुष्प्रभाव को कम कर सकती है और उन्हें तेजी से ठीक करने में मदद

भी करती है। यह मरीज के जीवित रहने की अवधि को बढ़ा सकती है और उनकी हर प्रकार की समस्याओं से राहत दे सकती है।

मूत्र-चिकित्सा प्रभावी है और इसमें रेडिएशन और कीमोथेरेपी की अपेक्षा अधिक लाभ हैं। यह कैंसर कोशिकाओं की वृद्धि को और इसके शरीर के अन्य भागों में विस्तार को रोकता है। यह बिना कुप्रभाव उत्पन्न किए कैंसरग्रस्त कोशिकाओं में विषैले पदार्थों को नष्ट करती है।

जो लोग सर्जरी और कीमोथेरेपी करवा चुके हैं मूत्र-चिकित्सा को अपना सकते हैं यदि वह चिकित्सक के सुझावानुसार कीमोथेरेपी जारी रखना चाहते हैं तो वह मूत्र-चिकित्सा को 36 घंटे पश्चात प्रारम्भ कर सकते हैं। यह कीमोथेरेपी के दुष्प्रभावों को रोक कर स्वस्थ रक्त कोशिकाओं के निर्माण में मदद करती है। इससे मरीज का प्रतिरक्षा तंत्र मजबूत बनता है और प्रतिरोधी क्षमता बढ़ती है। चिकित्सकों को कैंसरग्रसित रोगियों को मूत्र-चिकित्सा अपनाने की सलाह देना चाहिए।

मैंने पेट के कैंसर और डिम्बग्रंथि के कैंसर से पीड़ित मरीज के विस्तृत मामले की केस हिस्ट्री के साथ उनके निदान के रिपोर्ट प्रस्तुत किये हैं। जो हैं- सीटी स्कैन, एंडोस्कोपी, बायोप्सी रिपोर्ट और सर्जरी और कीमोथेरेपी के लिए गुजरने के लिए चिकित्सक की राय। उन्होंने अपना अनुमोदन जारी किया है कि उन्हें अपने दर्द और कष्ट से राहत मिली है और वे सर्जरी और कीमोथेरेपी से गुजरे बिना स्वस्थ हैं।

केस हिस्ट्री और कैंसर रोगियों के 10 प्रमाण पत्र

प्रमाण पत्र - 1

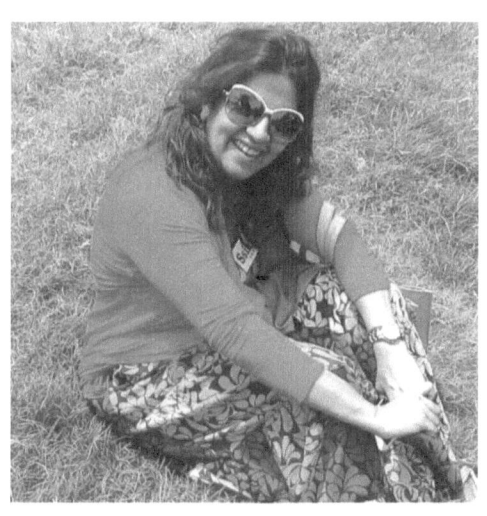

श्रीमती एस सिमरन भुरानी

स्तन कैंसर

शल्य चिकित्सा और कीमोथेरेपी के बिना उपचारित

बैंगलोर की 41 वर्षीय श्रीमती सिमरिन भूरानी ने अपने दाएं स्तन में एक गाँठ का अनुभव किया और 7 जून 2015 को स्कैनिंग करायी। उन्हें स्तन कैंसर से ग्रसित पाया गया और स्कैनिंग रिपोर्ट ने यह स्पष्ट किया कि उनके दाएं स्तन में 5.6 x 2.5 सेमी. माप की एक गाँठ है। चिकित्सकों ने उन्हें बायोप्सी और ऑपरेशन की सलाह दी।

उन्होंने बायोप्सी जाँच और सर्जरी नहीं करवाई। उन्होंने मूत्र-चिकित्सा को अपनाया और कुछ ही दिनों में वह महसूस कर रही थीं की गाँठ धीरे-धीरे घट रही है। 2 सप्ताह उपरान्त 21 जून 2015 को उन्होंने पुनः स्कैनिंग करायी और इस जाँच में पाया गया कि उनकी गाँठ 5.6 x 2.5 सेमी. से घटकर 2.6 x 1.8 सेमी. रह गई।

उन्होंने मूत्र-चिकित्सा को जारी रखा और 45 दिनों के पश्चात स्वयं महसूस किया कि उनकी छाती में कोई गाँठ नहीं थी और स्तन की गाँठ पूर्ण रूप से गायब हो गई थी।

रोगी जिन्हें सर्वप्रथम कैंसरग्रस्त घोषित किया गया है, प्रारम्भिक अवस्था में मूत्र-चिकित्सा को अपना कर सर्जरी, बायोप्सी और कीमोथेरेपी से बच सकते हैं। उन्हें विभिन्न चिकित्सीय जाँचों पर लाखों रुपए खर्च करने की आवश्यकता नहीं पड़ेगी।

प्रमाण पत्र - 2

माउथ कैंसर यानी मुख/गाल का कैंसर

शल्य चिकित्सा और कीमोथेरेपी के बिना उपचारित

प्रिय जगदीश भूरानी जी,

4 जून को प्राप्त आपके मेल के लिए कोटि कोटि धन्यवाद। मैंने अपने मुंह में मूत्र का गरारा करके, मूत्र का सेवन करके

और शरीर पर मूत्र से मालिश कर मूत्र-चिकित्सा का अनुप्रयोग किया। चमत्कारिक परिणाम प्राप्त हुए। मेरा बायाँ गाल, वसा और कैलोजन (मुख कैंसर के कारण) स्तर के कम होने से, बैठ रहा था। यह गाल 50% सामान्य हो चुका है।

मेरा अर्थ है कि मेरा गाल काफी हद तक बैठ गया है। साथ ही मुंह के अन्दर भी बहुत अच्छा महसूस होता है। एक चीज जो मैंने नहीं किया वह है गालों और पेट पर गीले मूत्र की पट्टी को नहीं रखा और मूत्र उपवास नहीं किया। किन्तु अब मैं यह सब भी करूंगी। अब मुझमें आत्मविश्वास जगा है और मैं निवारण के संकेत देख सकती हूँ।

मैं मात्र 18 वर्ष की हूँ और मैंने सोचा था कि मेरा जीवन समाप्त हो गया है क्योंकि मुख कैंसर अधिकांशतः घातक है। यदि शल्य क्रिया के उपरान्त भी कोई जीवित रहता है उसे जीवन पर्यंत गालों पर गहरे धब्बों के साथ जीवित रहना पड़ता है। मैं कोई शल्य क्रिया, कीमो या रेडिएशन कराने नहीं जा रही हूँ। मुझे स्वयं नहीं पता कि मेरे जीवन और शल्य क्रिया से चेहरा कुरूप होने से बचाने के लिए किस प्रकार आपको धन्यवाद ज्ञापित करूं। जो महान कृत्य आप कर रहे हैं उसके लिए मेरा हार्दिक धन्यवाद स्वीकार करें।

शिवानी शर्मा

27 जून 2014 (पहला ईमेल)

आदरणीय श्रीमान,

मुझे खेद है क्योंकि पूर्व के मेल में मैंने आपको जगदीश भूरानी जी कह कर संबोधित किया। श्रीमान में दो माह से कम की अवधि में मुख/गाल के कैंसर से पूर्णतः मुक्त हो चुकी हूँ। मेरे गाल पुनः सामान्य हैं और अब 18 वर्ष की आयु में सम्पूर्ण संसार जो मेरे समक्ष है का आनंद लेने में सक्षम हूँ। चिकित्सकों के अनुसार मुझे मरना था किन्तु आपने उन्हें गलत साबित किया। श्रीमान में मॉरिशस में हूँ और हाल ही में 12वीं में पास हुई हूँ। मैं जे.एन.यू. से स्नातक कोर्स करने हेतु दिल्ली आ रही हूँ। श्रीमान मैं आपसे बैंगलोर में मिलूंगी। क्या मै आपको दादा जी कह सकती हूँ क्योंकि आयु के अनुसार मैं आपकी पोती के सामान हूँ।

शिवानी शर्मा

26 जुलाई 2014 (दूसरा ईमेल)

हेल्लो दादा जी,

आपके मेल के लिए कोटि-कोटि धन्यवाद। जब मैं अपनी डिग्री के लिए दिल्ली विश्वविद्यालय में दाखिला लूंगी निश्चित ही आपसे मिलने आऊँगी। मैं अपने देश में मूत्र-चिकित्सा

के प्रति जागरूकता का विस्तार करूंगी। मैं गुटका चबाने के हानिकारक प्रभावों के प्रति जागरूकता को भी प्रसारित करूंगी। मेरे चिकित्सक मेरे स्वास्थ्य लाभ से प्रसन्नचित हैं। जब उन्होंने मुझसे पूछा मैंने उनको मूत्र-चिकित्सा के विषय में सब कुछ सच सच बता दिया। उनमें से एक इतना प्रभावित थे कि वह अपने रोगियों पर इस पद्दति का प्रयोग करेंगे। मैंने उनको आपकी वेबसाइट की पूरी जानकारी दे दी है।

मेरे चिकित्सकों ने मेरे बचने की उम्मीद खो दी थी। मेरे माता पिता भी मेरी अधूरी इच्छाओं के विषय में पूछते थे। उन्होंने इस पृथ्वी पर बचे मेरे शेष समय में अपनी इच्छानुसार सब कुछ करने और आनंद उठाने को कहा। वह मुझे विश्व भ्रमण पर ले जाने की योजना बना रहे थे क्योंकि मुझे यात्रा बहुत पसंद है किन्तु मैं ऊर्जाविहीन थी कष्टों के कारण यात्रा का आनंद नहीं ले सकती थी। बहुत बहुत धन्यवाद।

आपकी प्यारी पोती

शिवानी शर्मा

मॉरिशस

14 अगस्त 2014 (तीसरा ईमेल)

प्रमाण पत्र - 3

अंतिम अथवा चौथी स्टेज का कैंसर

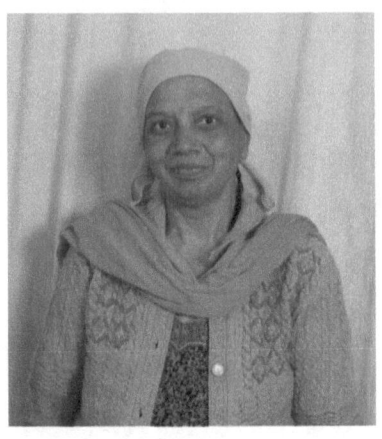

श्रीमती सुरेश रानी, उन्हें चौथी स्टेज का कैंसर था और मूत्र चिकित्सा को अपनाने पर 4 महीने में ठीक हो गईं

स्तन, फेफड़े और हड्डी का कैंसर

जुलाई 2012 में पता चला कि दिल्ली में रहने वाली 54 साल की सुरेश रानी को ब्रैस्ट कार्सिनोमा, चयापचयी सक्रियता, लिम्फ नोडल, हड्डीली और बायीं अधिवृक्क में प्लूरा रिसाव (स्तन, फेफड़े और हड्डी के कैंसर) का रोग है। उनकी आवश्यक मेडिकल जांच हुई और बायोप्सी टेस्ट किये गए। पीईटी-सीटी रिपोर्ट से इस व्यापक रोग का पता चला, कैंसर दोनों फेफड़ों,

दाहिने स्तन, हड्डियों और शरीर के अन्य भागों में फैल चुका था। उनके फेफड़ों में बहुत सा पानी जमा हो गया था।

डॉक्टरों ने कहा कि वे उन्हें कीमोथेरेपी या कोई भी अन्य उपचार नहीं दे सकते हैं और वे कैंसर के अंतिम चौथे चरण में थीं। डॉक्टरों ने कहा कि उनके बचने की संभावना बहुत कम है।

इससे पहले मई 2002 में उनके बाएं स्तन में गांठ निकालने के लिए सर्जरी हुई थी। बायोप्सी परीक्षण के बाद पता चला कि उन्हें अक्रामक डक्टल कार्सिनोमा "स्तन कैंसर" है। सर्जरी के बाद उनकी 6 बार कीमोथेरेपी और 16 बार रेडियोथेरेपी हुई। हर साल चिकित्सा परीक्षण कराना पड़ा जो सामान्य दिखा।

जून/जुलाई 2012 के महीने में उनका स्वास्थ्य बिगड़ना शुरू हो गया। वे सांस लेने में असहजता महसूस करती थीं, वो अंगो में सूजन, उल्टी और पूरे शरीर में गंभीर दर्द से पीड़ा महसूस कर रही थीं। वो ठीक से खाने या कुछ भी पचाने में असक्षम थीं। वो बहुत कमजोर हो गयी थीं और बैठने, खड़े होने और ठीक से चलने में असमर्थ थीं और वे पूरी तरह बिस्तर पर थीं।

सुरेश रानी की बेटी रश्मि ने इंटरनेट में हमारी मूत्र चिकित्सा पर वेबसाइट देखी और फोन पर मुझसे संपर्क किया और अपनी मां की केस हिस्ट्री मुझे बतायी। उन्होंने 2012/09/09 को मेल द्वारा अपनी माँ के केस की डायग्नोस्ड रिपोर्ट भेजी और मूत्र चिकित्सा के लाभ पर मेरे साथ चर्चा की।

मेरी सलाह पर श्रीमती सुरेश रानी ने 12/09/2012 को मूत्र चिकित्सा शुरू कर दी। क्योंकि उनकी मां बहुत कमजोर और अस्थिर थीं, इसलिये शुरू में उनकी बेटी रशिम ने खूब पानी पीने और हल्का आहार खाने की विधि को अपनाया, ताकि वे साफ और बेरंग मूत्र त्याग सकें। वे अपने मूत्र को एकत्र करके अपनी माँ को पीने के लिए देने लगीं और वे अपने ही मूत्र से उनके शरीर की मालिश भी करने लगीं।

3 दिन की अवधि के भीतर वे अपने शरीर में ऊर्जा और सहनशक्ति महसूस करने लगीं। अब वे बिना तकलीफ साँस लेने में सहज महसूस करने लगी थीं। वे उठने और स्वयं का मूत्र पीने के लिए सक्षम थीं। धीरे-धीरे उनकी प्रतिरक्षा प्रणाली में वृद्धि और उनके स्वास्थ्य में दिन ब दिन सुधार हो रहा था।

उन्होंने एक उचित विधि में काफी पानी, रस पीकर और हल्का आहार लेकर मूत्र चिकित्सा को अपनाया। वे अपनी बेटी का मूत्र पी रही थीं, इसके साथसाथ वे अपना मूत्र भी पी रही थीं और दिन में दो बार मूत्र से अपने शरीर की मालिश कर रही थीं।

2 सप्ताह (14 दिन) की अवधि में उनकी प्रतिरक्षा प्रणाली में सुधार हुआ और वे स्थिर हो गईं और उन्होंने अपने शरीर में ऊर्जा पुनः प्राप्त कर ली। वे हल्का आहार खाने लगीं और आसानी से हजम करने में सक्षम हो गई।

वे खड़ी होने और धीरे-धीरे चलने में सक्षम थीं। उन्हें अपने शरीर में सूजन और गंभीर दर्द से राहत मिल गयी थी। फेफड़ों

में पानी कम हो गया था और वे सामान्य तरीके से साँस लेने में सक्षम थीं।

मैंने उन्हें सलाह दी कि वे बेहतर और थोड़ी तेजी से परिणाम प्राप्त करने के लिए 7 दिनों के अंतराल के साथ लाइट कीमोथेरेपी करा सकती हैं। लाइट कीमोथेरेपी कुछ कैंसर की कोशिकाओं को हटा और मार सकती है और जब यह मूत्र के साथ-साथ लिया जाता है तो कैंसर के इलाज के लिए मददगार और सहायक तरीका हो सकता है।

उन्होंने एक्शन कैंसर अस्पताल, दिल्ली में डा। हरि गोयल से परामर्श किया, जिन्होंने सुरेश रानी को देखा और वे उनके स्वास्थ्य में शारीरिक सुधार देख कर खुश थीं। डॉ। हरि गोयल के पर्यवेक्षण के अंतर्गत उन्होंने 26 सितंबर से सात दिनों के अंतराल के साथ उपशामक रसायन चिकित्सा आईएनजे. टैक्सॉल 130 मिग्रा ली.।

कीमोथेरेपी के दौरान वे अपनी बेटी का मूत्र पीती थीं और कीमोथेरेपी के 24 घंटे के बाद वे अपना ही मूत्र पीती थीं। कीमोथेरेपी के दौरान और कीमोथेरेपी के बाद उन्हें कमजोरी, थकान, अकड़न, और किसी भी अन्य की तरह की जटिलता के कोई साइड इफेक्ट भी नहीं लग रहे थे।उन्हें लगा कि वे ग्लूकोज/खून की बोतल लेने के लिए अस्पताल गयी थीं।

कीमोथेरेपी के दो चक्रों के बाद डॉक्टर, जिन्होंने उनकी जांच की, ने उन्हें बताया कि वे स्थिर हैं और उनके फेफड़े पूरी

तरह से साफ हैं और इनमें कोई भी द्रव नहीं है। उन्होंने उन्हें कीमोथेरेपी के 12 चक्र जारी रखने की सलाह भी दी।

दिन ब दिन वे अपने शरीर में ऊर्जावान और सहनशक्ति और अपने स्वास्थ्य में सुधार महसूस कर रही थीं। उन्हें फेफड़ों में द्रव इकट्ठा होना, सांस में कठिनाई, श्वास, बेचैनी, उल्टी, कमजोरी, अंगों में सूजन और शरीर में गंभीर दर्द की सभी प्रमुख समस्याओं से उन्हें राहत मिली है। उनका एपेटाइट अच्छा है और वे भोजन को खाने और ठीक से पचाने में सक्षम हैं। वे बैठने, खड़े होने और चलाने, सीढी चढ़ने और अपने घर में अपनी सामान्य कार्य करने में सक्षम हैं।

उन्होंने 25 सितंबर और 12 दिसंबर 2012 से उपशामक रसायन चिकित्सा आईएनजे। टैक्सॉल 130 मिलीग्राम के 12 चक्र लिए। उन्होंने 12 दिसंबर को छाती और फेफड़ों का स्कैन भी कराया। स्कैन रिपोर्ट देखने के बाद डा. हरि गोयल ने श्रीमती सुरेश रानी को यह सलाह दी कि उनकी छाती और फेफड़े पूरी तरह से साफ हैं। उन्होंने इसके आगे अंतिम परिणाम को देखने के लिए पीईटी स्कैन कराने का सुझाव दिया।

उन्होंने चंडीगढ़ में पीजीआईएमईआर कैंसर रिसर्च सेंटर के ऑन्कोलॉजिस्ट डॉ. गुरप्रीत सिंह, से परामर्श किया और 11/01/2013 को पी ई टी स्कैन कराया। पीईटी सीटी की रिपोर्ट से पता चला कि शरीर में सक्रिय कैंसर की कोई कोशिकाएं नहीं हैं और सभी कैंसर की कोशिकाएं मर चुकी हैं। रिपोर्ट बताती है कि वह सामान्य हैं और उन्हें कैंसर नहीं है।

एक्शन कैंसर अस्पताल, दिल्ली के ऑन्कोलॉजिस्ट डॉ. हरि गोयल और पीजीआईएमईआर, कैंसर रिसर्च सेंटर, चंडीगढ़ के डॉ. गुरप्रीत सिंह पीईटी सीटी के परिणामों को देख कर कि वे सामान्य हैं बहुत खुश और संतुष्ट हुए।

अधिकांश डॉक्टर और ऑन्कोलॉजिस्ट, जिन्होंने पीईटी सीटी की रिपोर्टों को देखा है परिणाम से हैरान हैं। इस तथ्य पर विश्वास नहीं कर पा रहे थे कि एक मरीज, जिसका स्तन कैंसर के अंतिम चरण के साथ निदान किया गया था, जो हड्डियों, फेफड़े और लिम्फ नोड्स तक फैल गया था, उसको ठीक किया जा सकता है।

श्रीमती सुरेश रानी जी रही हैं और उन्होंने 4 महीने (12 सितम्बर 2012 से 11 जनवरी 2013 तक) की एक छोटी सी अवधि में एक सकारात्मक रवैये के साथ मूत्र चिकित्सा अपनाने के द्वारा कैंसर के अंतिम चरण पर काबू पाया है। वे मूत्र चिकित्सा जारी रखे हैं। वे चुस्त और स्वस्थ हैं और अपनी सभी सामान्य गतिविधियों को कर रही हैं।

ऊपर के तथ्यों/विवरण की पुष्टि करती हैं:

श्रीमती रश्मि मो: 092179 63629 श्रीमती।

सुरेश रानी की बेटी।

E-mail: nkj_24@yahoo.com

कैंसर का उपचार करें मूत्र चिकित्सा के साथ

उपचार के पहले पीईटी-सीटी रिपोर्ट

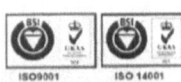

RAJIV GANDHI CANCER INSTITUTE AND RESEARCH CENTRE

IMAGING SCIENCES:
X-RAY/US/CT/PET/MRI/NM

Sector 5, Rohini, Delhi- 110085
Tel. : 47022222 (30 lines), 27051011-15
Fax : 91-11-27051037

PET-CT REPORT

OrderNo	: DIRRGCI890166	Order Date	: 23-Jul-2012 03:08PM
CR. No.	: 146393	Age/Sex	: 54 YR(S)/F
Name	: SURESH RANI	Study Date	: 24-Jul-2012 05:09PM
Referred By	:	Status	: OPD

PT Report

Purpose of Scan:
Rxed case of Ca left breast. Post OP/RT (2000). Now with left pleural effusion. For evaluation
Ref.:PET/2530/12

POSITRON EMISSION TOMOGRAPHY AND DIAGNOSTIC CT:
296-370 MBq 18F-FDG was administered I.V.& Images were taken after 1hr. from skull base to mid thigh. IV contrast was given. Diagnostic CT Chest was done. Images of the brain were also acquired.

Finding:
Metabolically active lymphnodes are seen in prevascular, pretracheal, AP window, subcarinal, bilateral hilar and left paraaortic regions. Right supraclavicular region shows evidence of few air pockets.

Metabolically active sclerotic lesions are seen in sternum, left 1st and 10th ribs, few dorso-lumbar vertebrae, sacrum, right acetabulum, left femur, right iliac bone and bilateral pubic bone.

Left adrenal shows metabolically active nodule.

Metabolically active left pleural thickening is seen. Mild left pleural effusion is seen.

Both lungs are normal. Trachea and main stem bronchi are normal.
No right pleural / pericardial effusion is seen.

Rest of the body including brain shows normal physiological tracer uptake.

Impression:
Metabolically active, lymphnodal, bony, left adrenal involvements with pleural effusion as described.

DR.VISHU / DR.ANKUR:
S.R.NUCLEAR MEDICINE

DR.S.A.RAO:
Sr.CONSULTANT RADIOLOGY

DR.P.S.CHOUDHURY:
DIRECTOR NUCLEAR MEDICINE

DR.A.K.CHATURVEDI:
DIRECTOR RADIOLOGY

This Report has been Approved by : DR. VISHU/DR. ANKUR on 25-Jul-2012 03:51PM
This Report has been Validated by : Dr.P.S.Choudhury / Dr. A.K. Chaturvedi / Dr.S.A.Rao on 25-Jul-2012 03:51PM
This is an Electronically Generated Report and Needs No Signature.
Any Alternations will make the Report Void.

Entered By : REENA CHHARI   Printed By : REENA CHHARI

जगदीश आर भुरानी

बायॉप्सी की रिपोर्ट

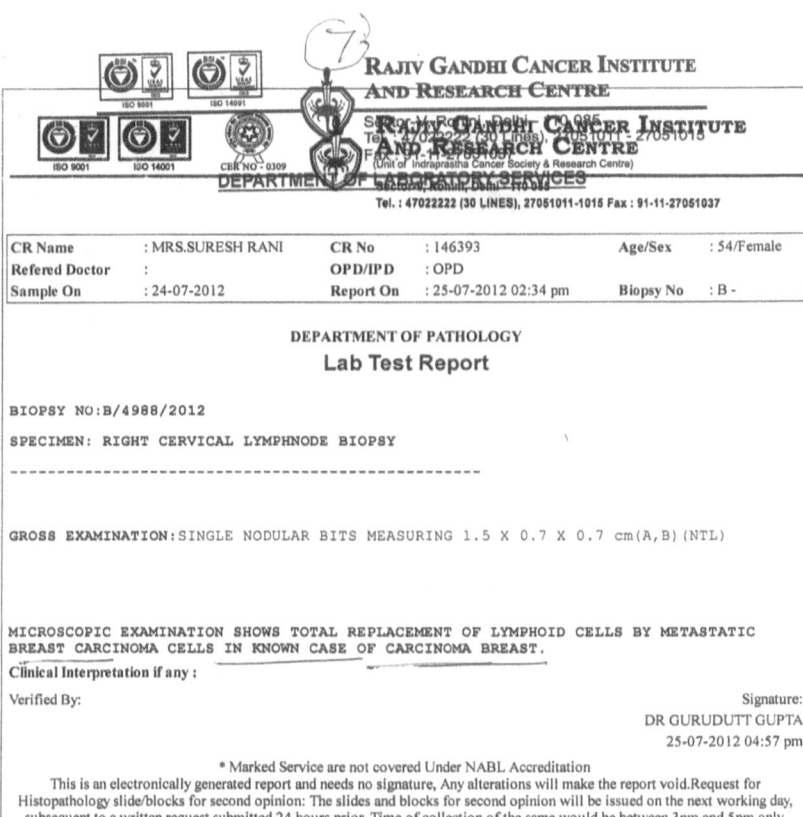

RAJIV GANDHI CANCER INSTITUTE AND RESEARCH CENTRE
(Unit of Indraprastha Cancer Society & Research Centre)
Sec-5, Rohini, Delhi-110 085
Tel.: 47022222 (30 LINES), 27051011-1015 Fax : 91-11-27051037

CR Name	: MRS.SURESH RANI	CR No	: 146393	Age/Sex	: 54/Female
Refered Doctor	:	OPD/IPD	: OPD		
Sample On	: 24-07-2012	Report On	: 25-07-2012 02:34 pm	Biopsy No	: B -

DEPARTMENT OF PATHOLOGY
Lab Test Report

BIOPSY NO:B/4988/2012

SPECIMEN: RIGHT CERVICAL LYMPHNODE BIOPSY

GROSS EXAMINATION: SINGLE NODULAR BITS MEASURING 1.5 X 0.7 X 0.7 cm(A,B)(NTL)

MICROSCOPIC EXAMINATION SHOWS TOTAL REPLACEMENT OF LYMPHOID CELLS BY METASTATIC BREAST CARCINOMA CELLS IN KNOWN CASE OF CARCINOMA BREAST.

Clinical Interpretation if any :

Verified By: Signature:
                                                                                                DR GURUDUTT GUPTA
                                                                                                25-07-2012 04:57 pm

* Marked Service are not covered Under NABL Accreditation
This is an electronically generated report and needs no signature, Any alterations will make the report void.Request for Histopathology slide/blocks for second opinion: The slides and blocks for second opinion will be issued on the next working day, subsequent to a written request submitted 24 hours prior. Time of collection of the same would be between 3pm and 5pm only.

Technician Name : MINI_2636

-- End of Report --

कैंसर का उपचार करें मूत्र चिकित्सा के साथ

12 साइकिल की कीमोथैरेपी के बाद डिस्ज़ार्च रिपोर्ट

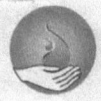

Action Cancer Hospital

Name : SURESH RANI IP No : 11640 CR No 12384 D.O.A : 12/12/2012 11:01AM
Relative : W/O ASHOK KUMAR Age : 54 Years Sex : Female D.O.D : 12/12/2012 03:24AM
Address : C-30 DELHI CITY APP. SEC-13 ROHINI Area : ROHINI
Phone : Ph 9310096450
Doctor : Dr. Dr.Hari Goyal,Dr. VIKAS DUA Unit : HG UNIT
Room No : DC-3

Discharge Summary

1. DIAGNOSIS:- METASTASIS CARCINOMA BREAST, ON PALLIATIVE CHEMOTHERAPY.

2. KNOWN ALLERGIES:- No known drug allergies.

3: BRIEF SUMMARY OF CASE:- Mrs. Suresh Rani 54 years old normotensive, nondiabetic female is a diagnosed case of Carcinoma breast. She underwent Surgery in 2001 followed by 6 cycles of chemotherapy using CMF regimen followed by 5 yrs of Tamoxifen(ER/PR were negative) Patient developed breathlessness in july 2012 and found to have large pleural effusion. She was further investigated and found to have Right supraclavicular node. Biopsy was perfomed and reported as +ve for metastasis Carcinoma. Pleural fluid was also reported postive for malignant cells. The tissue was reported +ve for ER/PR & HER -2-NEU (3+). PET-CT revealed extensive disease. After that no treatment was taken and received alternative treatment. Patient had rapidly refilling effusion. The prognosis of metastasis disease was explained in detail.Option of oral Xeloda/weekly taxol or hormones was given. In view of grossly symptomatic disease,it was planned to give weekly taxol.
  Presently she was admitted for **12th cycle** of chemotherapy which she received with prehydration, posthydration and antiemetics on **12/12/2012**. She tolerated the treament well and now she is being discharged in a stable condition.

4. PAST HISTORY: - No h/o HTN/DM/CAD/COPD.

5. EXAMINATION:-Patient Conscious, Oriented, Afebrile, BP-120/70mmHg, PR-70/min, RR-20/min, PS-2, Chest - no added sound, CVS-S1S2+, P/A- Soft, BS+.

6. INVESTIGATIONS: - Lab report attached.

7. COURSE DURING HOSPITAL STAY:-

Medicine Given:- Inj. Taxol 130mg with other supportive care.

8. CONDITION ON DISCHARGE:- Satisfactory.

9. TREATMENT ADVICE:-
TAB. LIZOLID 600mg TWICE DAILY FOR 5 DAYS.
TAB. VOVERAN TWICE DAILY FOR 5 DAYS.
TAB. PAN D TWICE DAILY FOR 5 DAYS.
TAB. LARPOSE 1mg FOR 3 DAYS AT NIGHT.
CAP. BECOSULE Z ONCE DAILY FOR 7 DAYS.
TAB. FOLVITE ONCE DAILY FOR 7 DAYS.
PLENTY OF ORAL FLUID.

A-4, Paschim Vihar, New Delhi-110063   Tel. :+91 11 4922 2222   E-mail : ach@actionhospital.com
                                        Fax.:+91 11 4502 4287   Website : www.actionhospital.com

A Unit of Manav Sevarth Trust

जगदीश आर भुरानी

उपचार के बाद पीईटी-सीटी रिपोर्ट

Positron Emission Tomography Centre
Department of Nuclear Medicine,
PGIMER, Chandigarh – 160 012, Tel: 0172 2756719

Name:	Suresh Rani	PET No:	8112/13
Age/Sex:	54/Female	CR No	1085901
Ref/Dept:	General Surgery	Date:	11/01/2013

PET-CT Report

Clinical Indication: K/C/O Ca breast ; Left segmental mastectomy - 16/5/2000; CT - 6 cycles & RT 2000; c/o breathlessness - 2012 : Evaluation : pleural effusion; PET outside (24/7/12): lymph nodal, bony and left adrenal involvement. CT - 12 cycles, last on 12/12/12; PET for CT response.

Technique: Whole body images (base of skull to mid thigh) were acquired in 3-D mode 60 min after i.v. injection of 370 MBq of F18-FDG using a dedicated BGO PET-CT scanner. Oral contrast diluted with water was given. Reconstruction of the acquired data was performed so as to obtain fused PET-CT images in transaxial, coronal and sagittal views.

Findings: No abnormal FDG uptake noted in the left breast. No abnormal FDG uptake is noted in the bilateral axillary, internal mammary and supraclavicular regions.

A non FDG avid irregular soft tissue lesion (measuring ~ 2.4 X 2.1 cm) is noted in the subareolar region of the right breast .

Non FDG avid multiple sclerotic foci are noted in the following sites:

--Multiple cervical and dorsolumbar vertebrae
--Sternum
--Multiple bilateral ribs
--Bilateral iliac bones, right ischial tuberosity and bilateral pubic bones
--Sacrum

Note is made of faintly FDG avid moderate left pleural effusion with atelectasis of the underlying segments. Note is made of non FDG avid GGOs in the both lung fields. No abnormal thickening of the pleura is noted.

Note is made of fatty liver with physiological FDG uptake.

Faint FDG uptake is noted in the medial limb of the left adrenal.

FDG uptake is noted in the brown adipose tissue in the neck and thorax – physiological.

Physiological tracer uptake is noted in liver, spleen and rest of the visualised organs.

Impression: Non-FDG avid lesion in the right breast - suggest mammography / FNA correlation.

Non FDG avid left pleural effusion and skeletal lesions and faintly FDG avid left adrenal lesion as described . Compared to the PET printout images of previous study, there appears to be response to chemotherapy.

Consultant   Senior Resident

प्रमाण पत्र - 4

अमाशय (पेट) का कैंसर

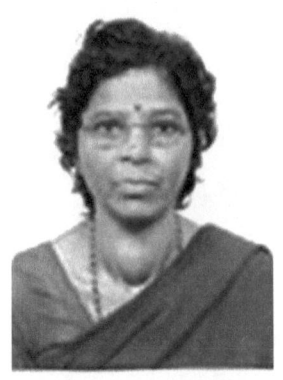

विनोदा शेट्टी

दिनांक 23-10-2011

यह किसी के लिए भी चिंता का विषय हो सकता है मेरी मां श्रीमती विनोदा शेट्टी (स्त्री), उम्र 55 वर्ष को पेट का दर्द और गैस की समस्या रहती थी, और उन्होंने पिछले तीन वर्षों में कई चिकित्सकों को दिखाया। तमाम गोलियां लेने के बाद भी घो ठीक नहीं हो रही थीं। अगस्त 2010 के महीने में काव्या डायग्नॉस्टिक सर्विसेस प्राइवेट लिमिटेड, बेंगलुरु में उनका पूरा मेडिकल चेकअप, एंडोस्कोपी और बायोप्सी परीक्षण हुआ और तब पता चला कि उन्हें पेटा का कैंसर "कार्सिनोमा स्टमक" है।

जांच को पक्का करने के लिए फादर मुलर मेडिकल कॉलेज, मेंगलूर में उनकी छाती, पेट और श्रोणि का सीटी स्कैन कराया गया। रिपोर्ट आने के बाद डॉक्टरों ने उनको तीन चक्र की

कीमोथेरेपी और फिर सर्जरी कराने की सलाह दी। डॉक्टर की सलाह पर उन्होंने सितंबर, अक्टूबर और नवंबर 2010 में तीन चक्र वाली कीमोथेरेपी अपनायी। कीमोथेरेपी के बाद उन्हें न्यूट्रोपीनिया (कीमोथेरेपी के साइड इफेक्ट) जिसमें उन्हें उल्टी, थकान, बुखार, स्रो ब्लड शुगर, सफेद रक्त कोशिकाओं की कमी और चेहरे व शरीर के अन्य भागों में सूजन के कारण फिर से अस्पताल में भर्ती कराया गया।

कीमोथेरेपी के तीन चक्र पूरे करने के बाद नवंबर 2010 में एक बार फिर उनकी एंडोस्कोपी, हिस्टोपैथेलॉजी, बायॉप्सी और सीटी स्कैन कराया गया। परिणाम में कोई भी सुधार नहीं दिखे। फादर मुलर अस्पताल के डॉक्अरों ने कहा कि अब सिर्फ सर्जरी ही एक मात्र रास्ता बची है, जिसमें पूरे पेट को हटा दिया जायेगा, और उसके बाद फिर से कीमोथेरेपी होगी। डॉक्टरों ने यह भी सलाह दी कि इन सबके बाद भी ठीक होने के चांस सिर्फ 50 प्रतिशत ही हैं।

जब मैं मेंगलूर में थी, तब मैं श्री जगदीश भुरानी के संपर्क में आयी और मैंने उन्हें अपनी मां की पूरी केस हिस्ट्री बतायी और उन्हें सारी रिपोर्ट दिखायीं। उन्होंने मुझे मूत्र चिकित्सा के लाभ के बारे में विस्तार से बताया और साथ में यह आश्वस्त किया कि मेरी मां को सभी रोगों से छुटकारा मिल जायेगा और वो फिर से सामान्य जीवन जी सकेंगी वो भी बिना किसी सर्जरी या कीमोथेरेपी के। किसी तरह मैंने अपनी मां को

मनाया कि उन्हें मूत्र चिकित्सा से गुजरना होगा और मैंने उन्हें इसके लाभ बताये।

मेरी मां ने 16-12-2010 को मूत्र चिकित्सा की शुरुआत की और 30 दिनों के बहुत थोड़े से समय में उनके अंदर परिवर्तन दिखाई देने पड़ा। देखते ही देखते उनकी सभी गंभीर समस्याओं से निजात मिलाने लगा। पेट में दर्द, जलन, गैस की समस्या, मुंह व शरीर के अन्य भागों में सूजन, आदि खत्म हो गई। वो ऊर्जावान हो गई और वो अपने सामान्य कार्य करने लगीं। और उन्होंने खुशीखुशी इस चिकित्सा को जारी रखा। उनके सिर पर बाल बढ़ने लगे, जो उन्होंने कीमोथेरेपी की पहली साइकिल में खो दिये थे।

इस दौरान न तो मैं और न मेरी मां श्री जगदीश भुरानी से निजी तौर पर मिले। हम उनसे सिर्फ फोन पर ही संपर्क में रहे और उनकी सलाह के अनुसार मूत्र चिकित्सा के सभी निर्देशों का पालन करते रहे। वो पूरी तरह डाइट पर थीं और दो बार मूत्र लेती रहीं। दिन में वो मूत्र से गीला कपड़ा रखती और रोजाना दिन भर में करीब 3 लीटर मूत्र पीती रहीं।

मूत्र चिकित्सा के पांच महीने पूरे होने के बाद अगस्त 2011 में फादर मुलर मेडिकल कॉलेज एंड हॉस्पिटल, मेंगलूर में उन्होंने एक बार फिर से सीटी स्कैन और रक्त परीक्षण कराया और वहां के ऑन्कोलॉजिस्ट डॉ. दिनेश सेठ से सलाह ली। डॉ. सेठ ने उनसे कहा कि अब उनकी तबियत सामान्य

है और उनके पेट की बीमारी बाकी अंगों में नहीं फैल रही है। उन्होंने मेरी मां को मूत्र चिकित्स जारी रखने की सलाह दी।

सर्विसेस प्राइवेट लिमिटेड, बेंगलुरु में 10-08-2011 को उनकी एंडोस्कोपी व अन्य जरूरी रक्त परीक्षण कराये। यद्‍यपि एंडोस्कोपी की रिपोर्ट में पहली वाली रिपोर्ट की तुलना में ज्यादा अंतर नहीं दिखा, लेकिन रक्त परीक्षण, हेमाटोलॉजी, बायोकेमिस्ट्री और अन्य रिपोर्ट नॉर्मल रेंज में निकलीं।

11-10-2011 को हमने समय लेकर एचसीजी कैंसर हॉस्पिटल बेंगलुरु के सीईओ व ऑन्कोलॉजिस्ट डॉ. बी एस अजय कुमार को दिखाया। डॉ. बी एस अजय कुमार ने कहा कि अब उनकी हालत स्थिर है और वे मूत्र चिकित्सा जारी रख सकेंगे। वो बिना सर्जरी कराये ही वो जीवित हैं। न तो उनका पेटा निकाला गया, जिसकी सलाह डॉक्टरों ने शुरुआत में दी थी।

अगर वो सर्जरी कराती, तो क्या होता? तो उन्हें बिस्तर पर पूरी तरह आराम करना पड़ता और शारीरिक दर्द भी झेलना पड़ता तब वो क्या करतीन, यह बताना मुश्किल होगा। अब वो पिछले 10 महीने से मूत्र चिकित्सा अपना रही हैं, वह अब उनका स्वास्थ्य भी स्थिर है। मूत्र चिकित्सा अपनाने के बाद वो अब तक परामर्श के लिए किसी डॉक्टर के पास या अस्पताल नहीं गईं।

मूत्र चिकित्सा के लाभों को निजी तौर पर जानने के बाद मैंने कुछ लोगों को इसका सुझाव दिया, जो कैंसर या अन्य बीमारियों से ग्रसित थे। ताकि वे अधिक खर्च किये बिना ही मूत्र चिकित्सा के लाभ प्राप्त क्र सकें और पीड़ाओं से मुक्ति पा सकें। मैं मीडिया और सामाजिक संगठनों से अनुरोध करना चाहूंगी कि वे मानवजाति की सेवा के लिए मूत्र चिकित्सा के बारे में लोगों को जागरूक करें।

विजयलक्ष्मी शेट्टी

E-mail- vijilshetty@yahoo.com

Mobile: 092411 48356

यह पत्र विजयलक्ष्मी के अंग्रेजी में पत्र का अनुवाद है।

जगदीश आर भुरानी

श्रीमती विनोदा शेट्टी की एंडोस्कोपी रिपोर्ट - कार्सिनोमा स्टमक

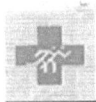

KANVA DIAGNOSTIC SERVICES PVT LTD.
NO. 2/10, Dr. Rajkumar Road, 4th N Block, Rajaji Nagar, Bangalore - 560010

Patient Name	MRS VINODHA	Age	48 years
Patient I D	K635243	Sex	F
Ref.By Doc	Dr. JANARDHAN R	Visit Date	24-Aug-10

UPPER GI ENDOSCOPY REPORT:

INDICATION : Pain abdomen and hemetemesis

FINDINGS :

ESOPHAGUS: Normal. No erosions or hiatus hernia.

STOMACH:

Ulcerative type of growth seen involving the mid body circumferentially with narrowing. Lesion extends proximally along the lesser curve upto the GE junction. Multiple biopsies taken.

DUODENUM:

CAP : Normal. No ulcer.

DII : Normal.

IMPRESSION : CARCINOMA STOMACH

IMAGES:

1. DUODENAL CAP

2. GROWTH

3. FUNDUS

4. ESOPHAGUS

DR.ANAND DOTIHAL,
MD (PGI, CHANDIGARH), DM (DELHI).,
CONSULTANT GASTROENTEROLOGIST

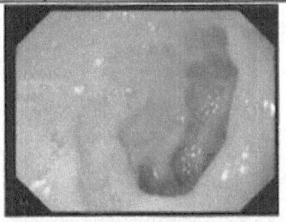
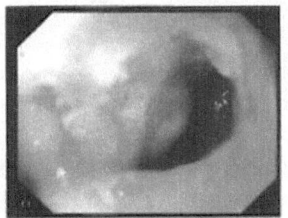
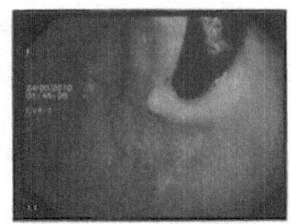
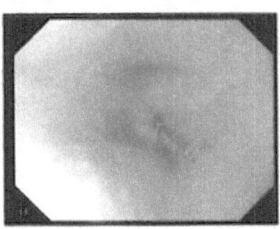

कैंसर का उपचार करें मूत्र चिकित्सा के साथ

हिस्टोपैथालोजी रिपोर्ट

KANVA DIAGNOSTIC SERVICES PVT LTD
No. 2/10, Dr. Rajkumar Road, 4th N Block,
Rajajinagar, Bangalore- 560010
Phone: 080 – 2313 3838 / 39 /40/41/42/43, 2313 4846, 23134847
Fax: 080 – 2313 3844 E-mail:dr.venkatappa@kanvadiagnostic.com.
Website. www.kanvadiagnostic.com.

Patient Name	Mrs. Vinodha	Age	48 Yrs
Patient I.D.	K635278	Sex	Female
Ref By Doc	Dr. Janardhan R	Date	26/08/2010

HISTOPATHOLOGY REPORT

HPE NO : 843 /2010

SPECIMEN : BIOPSY FROM STOMACH

GROSS EXAMINATION:

Specimen consists of multiple tiny grey white soft tissue bits altogether measuring < 0.5 cms.

MICROSCOPIC EXAMINATION:

Section studied is showing mucosa of the stomach with infiltrating tumour .the tumour is composed of cells arranged in diffuse sheets. The cells are round to columnar having hyperchromatic to vesicular nuclei with nucleoli and moderate amount of cytoplasm. the cells show moderate degree of nuclear pleomorphism with occasional atypical mitosis. There is moderate mixed inflammatory cellular infiltration. Rest of the mucosa and lamina propria is unremarkable.

IMPRESSION: HISTOPATHOLOGICAL FEATURES ARE SUGGESTIVE OF POORLY DIFFERENTIATED ADENOCARCINOMA - STOMACH.

ENCL: ONE SLIDE & BLOCKS
PRESERVE THEM CAREFULLY

Dr. Swarna Shivakumar
MBBS, MD
Pathologist

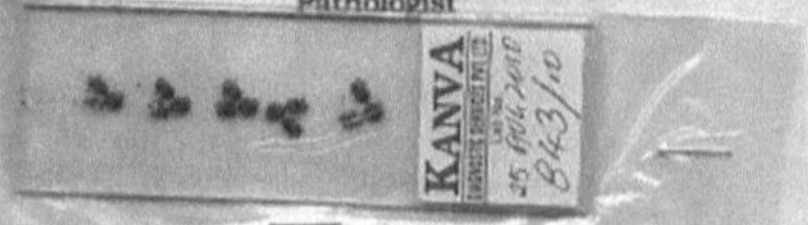

जगदीश आर भुरानी

सी.ई.सी.टी चेस्ट, एब्डोमेन एंड पेलविस

FATHER MULLER MEDICAL COLLEGE HOSPITAL
(A Unit of Father Muller Charitable Institutions)
Father Muller Road, Kankanady, Mangalore - 2, India
Phone: 0824-2436301, 2238175   Web: www.fathermuller.com

MR - 33

DEPT. OF RADIO-DIAGNOSIS & IMAGING

NAME : MRS.VINODA SHETTY   AGE: 55 YRS

REF.BY:DR.ROHANGATTY   DATE:16-9-2010

WARD : OP   IP NO :

C.E.C.T. CHEST, ABDOMEN & PELVIS

STOMACH, BOWEL & MESENTRY: Wall thickening seen involving the gastro oesophageal junction and extending along the lesser curvature into the mid body of stomach.

LIVER: The liver is normal in size and shows homogenous parenchymal tissue density. There is no evidence of intrahepatic biliary dilatation. No evidence of focal lesion.

GALL BLADDER: Normal. No calculi.

PANCREAS: The pancreas has a normal size and configuration. The tissue attenuation pattern is normal and there is no evidence of any diffuse or focal pathology. The pancreatic duct is not dilated and there are no pancreatic calculi.

ADRENALS: Both adrenals are normal in size and enhancement.

SPLEEN : Normal in size and show no focal lesion.

KIDNEYS: Both kidneys are normal in size. There is no evidence of calyceal dilatation or calculi.

LYMPHADENOPATHY: Few small and periportal lymphnodes seen. Few pre tracheal and prevascular lymphnodes seen.

FREE FLUID:- Nil

कैंसर का उपचार करें मूत्र चिकित्सा के साथ

सी.ई.सी.टी चेस्ट, एब्डोमेन एंड पेलविस- पृष्ठ 2

FATHER MULLER MEDICAL COLLEGE HOSPITAL
(A Unit of Father Muller Charitable Institutions)
Father Muller Road, Kankanady, Mangalore - 2, India
Phone: 0824-2436301, 2238175 Web: www.fathermuller.com
MR - 33

DEPT. OF RADIO-DIAGNOSIS & IMAGING

BLADDER: Bladder have a normal anatomical configuration. There is no evidence of any intraluminal pathology or thickening of its walls.

UTERUS AND OVARIES: No obvious pathology.

INGUINAL ORIFICES: Normal

ABDOMINAL WALL: Normal

VISUALISED BONES: Normal

Chest:

LUNGS: Both the lungs show a normal bronchial and vascular branching pattern. There is no evidence of any parenchymal lesion.

PLEURA: No evidence of pleural thickening/calcification.

CARDIA & GREAT VESSELS: The heart and mediastinal vascular structures have a normal anatomical configuration. The thoracic aorta and its branches are normal and show no evidence of calcification.

THYROID: Is diffusely enlarged in size.

VISUALISED BONES: The visualized bones of the chest wall and the dorsal spine appears normal.

IMPRESSION:
KNOWN CASE OF CA STOMACH; PRESENT CT SHOWS:
- WALL THICKENING INVOLVING THE GASTRO OESOPHAGEAL JUNCTION AND EXTENDING ALONG THE LESSER CURVATURE INTO THE MID BODY OF STOMACH.
- ENLARGED THYROID.

DR. SAJAN JOY ANDREWS
M.D., D.N.B., F.R.C.R.

कीमोथैरोपी के 6 चक्र की आवश्यकता और कीमत एक लाख रुपए

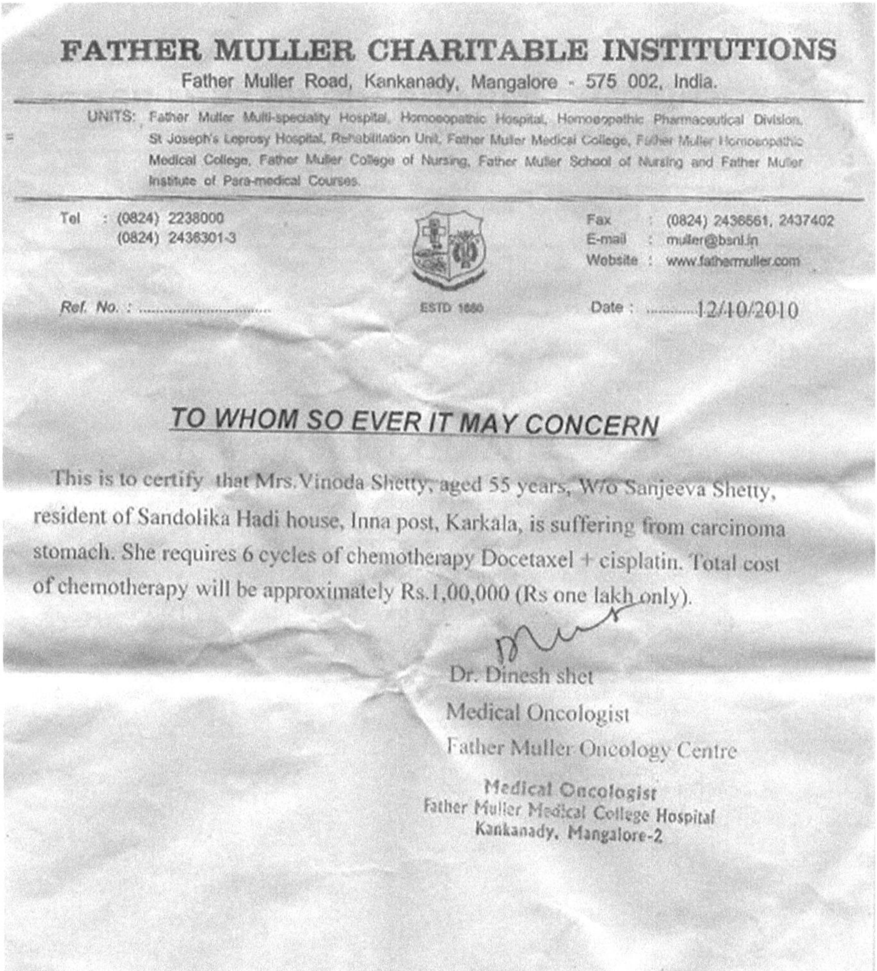

FATHER MULLER CHARITABLE INSTITUTIONS

Father Muller Road, Kankanady, Mangalore - 575 002, India.

UNITS: Father Muller Multi-speciality Hospital, Homoeopathic Hospital, Homoeopathic Pharmaceutical Division, St Joseph's Leprosy Hospital, Rehabilitation Unit, Father Muller Medical College, Father Muller Homoeopathic Medical College, Father Muller College of Nursing, Father Muller School of Nursing and Father Muller Institute of Para-medical Courses.

Tel : (0824) 2238000
(0824) 2436301-3

ESTD 1880

Fax : (0824) 2436661, 2437402
E-mail : muller@bsnl.in
Website : www.fathermuller.com

Ref. No. : ....

Date : 12/10/2010

<u>*TO WHOM SO EVER IT MAY CONCERN*</u>

This is to certify that Mrs. Vinoda Shetty, aged 55 years, W/o Sanjeeva Shetty, resident of Sandolika Hadi house, Inna post, Karkala, is suffering from carcinoma stomach. She requires 6 cycles of chemotherapy Docetaxel + cisplatin. Total cost of chemotherapy will be approximately Rs.1,00,000 (Rs one lakh only).

Dr. Dinesh shet
Medical Oncologist
Father Muller Oncology Centre

Medical Oncologist
Father Muller Medical College Hospital
Kankanady, Mangalore-2

सर्जरी की आवश्यकता और कीमत दो लाख रुपए

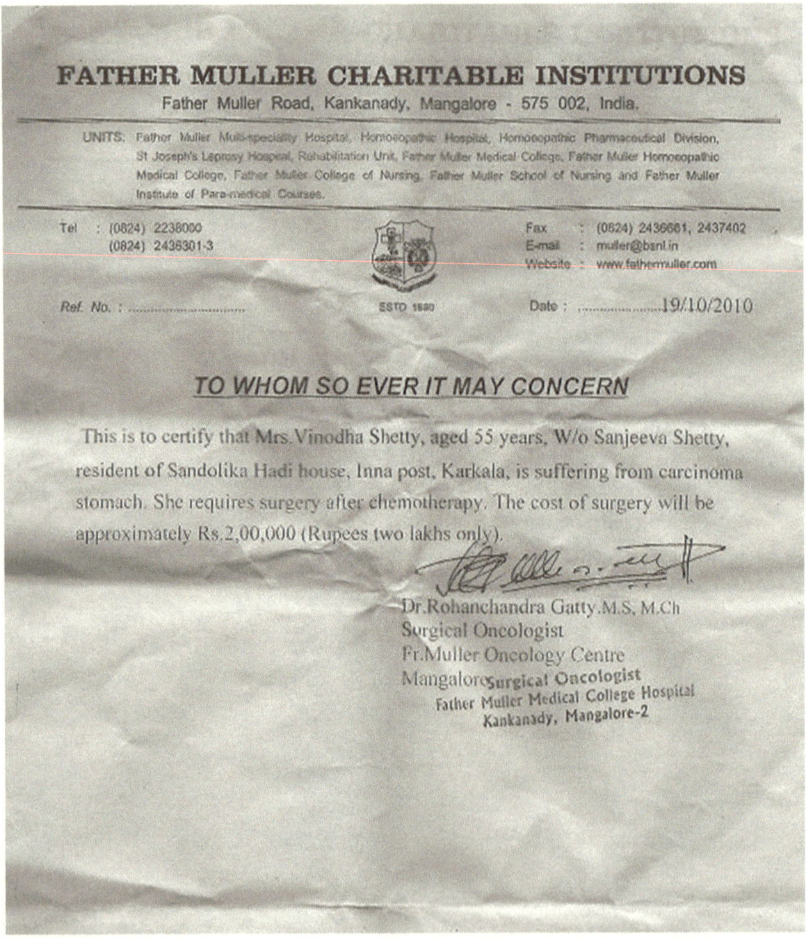

FATHER MULLER CHARITABLE INSTITUTIONS

Father Muller Road, Kankanady, Mangalore - 575 002, India.

UNITS: Father Muller Multi-speciality Hospital, Homoeopathic Hospital, Homoeopathic Pharmaceutical Division, St Joseph's Leprosy Hospital, Rehabilitation Unit, Father Muller Medical College, Father Muller Homoeopathic Medical College, Father Muller College of Nursing, Father Muller School of Nursing and Father Muller Institute of Para-medical Courses.

Tel : (0824) 2238000
(0824) 2436301-3

ESTD 1880

Fax : (0824) 2436661, 2437402
E-mail : muller@bsnl.in
Website : www.fathermuller.com

Ref. No. : ....

Date : 19/10/2010

TO WHOM SO EVER IT MAY CONCERN

This is to certify that Mrs. Vinodha Shetty, aged 55 years, W/o Sanjeeva Shetty, resident of Sandolika Hadi house, Inna post, Karkala, is suffering from carcinoma stomach. She requires surgery after chemotherapy. The cost of surgery will be approximately Rs.2,00,000 (Rupees two lakhs only).

Dr.Rohanchandra Gatty.M.S, M.Ch
Surgical Oncologist
Fr.Muller Oncology Centre
Mangalore

Surgical Oncologist
Father Muller Medical College Hospital
Kankanady, Mangalore-2

प्रमाण पत्र - 5

पैपलरी एडीनोकार्सिनोमा (गर्भाशय का कैंसर)

गर्भाशय का कैंसर श्रीमती ममता, उम्र 28 साल, विभिन्न समस्याओं के लिए अस्पताल में भर्ती हुई थीं और उन्हें निम्न सर्जरी से गुजरना पड़ा :

क) स्लैगिंग लैप्रोटॉमी (ओवेरियन ट्यूमर)

ख) टोटल एब्डॉमिनल हिस्टरेक्टॉमी (गर्भाशय को हटाना)

ग) बाईलेटिरला सालिफगो ओहरेक्टॉमी (दोनों अंडाशय हटाना)

घ) इंफ्रा कोलिक अमेनेक्टॉमी एंड एपेंडेक्टॉमी (एपॅटिक्स का हटाना)

जांच और विभिन्न परीक्षणों के बाद उनकी रिपोर्ट इस प्रकार आयी- “पैपलरी एडेनोकार्सिनोमा” यानी गर्भाशय का कैंसर डॉक्टरों ने उन्हें हर पंद्रह दिन में छह बार तीन महीने तक कीमोथेरेपी अपनाने की सलाह दी। सर्जरी के बाद उनके पेट में दर्द था, शरीर में कमजोरी और चलने में कठिनाई थी। मूत्र के निस्तारण के वक्त खून भी बह रहा था, जो कि नियंत्रित नहीं हो रहा था।

उन्होंने नवम्बर 2009 में मूत्र चिकित्सा शुरू कर दी और सभी गोलियां खानी बंद कर दी। 10 दिनों की छोटी अवधि के भीतर रक्‌तस्राव पूरी तरह बंद हो गया, उन्हें पेट के दर्द,

कमजोरी, रक्तस्राव और अन्य समस्याओं से छुटकारा मिल गया, और वे फिर से आसानी से चलने लगीं।

उन्होंने 3 महीने के लिए उचित विधि में इलाज जारी रखा और इस अवधि के दौरान उन्हें उनके सारे कष्टों से राहत मिली और उन्होंने अपने शरीर में सहनशक्ति प्राप्त की थी।

हालांकि नवंबर 2009 में चिकित्सक ने उन्हें कीमोथेरपी से गुजरने की सलाह दी थी, वे कीमोथेरेपी या कोई अन्य उपचार लेने के बिना जीवित हैं। वे चुस्त और स्वस्थ हैं और बिना समस्या के अपनी दिनचर्या की गतिविधियों को कर रही हैं। उनके बाल भी मजबूत हो गए हैं और पहले की तुलना में 9" तक बड़े हो गए हैं।

मूत्र चिकित्सा अपनाने के बाद वे चुस्त और स्वस्थ हैं और वे आज तक किसी चिकित्सक के पास या किसी अस्पताल नहीं गई हैं।

ममता का पत्र

बेंगलुरू O2010-11-8

मैं ममता 29 साल की हूँ। मेरे पित्ताशय में 12 सेमी का पुटीय द्रव्यमान था। 21 अक्टूबर 2009 को मेरा ऑपरेशन हुआ। मेरा गर्भाशय निकाल दिया गया, दोनों अंडाशय निकाले गये और परिशिष्ट भी। उसके बाद रिपोर्ट, डिम्बग्रंथि के कैंसर के रूप में आयी। डॉक्टर ने मुझे "कीमोथेरेपी" के 6 चरणों से गुजरने की सलाह दी।

मैं पूरी तरह अचेत हो गयी, मुझे लगा जीवन समाप्त हो गया। माँ ने मुझे श्री जगदीश भुरानी के बारे में बताया।

मैं और मेरे पति उनसे व्यक्तिगत रूप से मिलने गये। उन्होंने हमें मूत्र चिकित्सा के लाभ और आहार की उचित विधि, मालिश करने के तरीके और मूत्र से गीला पैक रखने के बारे में बताया। सर्जरी से पहले और बाद में मेरे पेट में दर्द था और मैं बहुत कमजोर हो गई थी और स्वतंत्र रूप से चलने में सक्षम नहीं थी। मूत्र करते वक्त खून भी आता था।

मैंने मूत्र चिकित्सा शुरू की तो सारी दवाएं बंद कर दी। एक शायद एक सप्ताह के अन्दर दर्द खत्म हो गये। खून बहना बंद हो गया। मैं मजबूत महसूस कर रही थी। मैंने 3 महीने के लिए इस इलाज को जारी रखने का निर्णय लिया। मैने वैसा ही किया और अब मैं तन्दुरुस्त और स्वस्थ हूँ। मुझे रसायन चिकित्सा के लिए नहीं गुजरना पड़ा।

अब मेरे बाल भी लंबे हो गए हैं। लगभग कहिए 9"से 10" तक। मैं भगवान को धन्यवाद करती हूं कि उसने मुझे इस तरह के व्यक्ति को दिखया और मै अपनी माँ को भी धन्यवाद करती हूं।

काश अगर मैं श्री जगदीश भुरानी के साथ संपर्क में पहले आयी होती, तो मेरी शल्य चिकित्सा नहीं हुई होती। इतना पैसा बच जाता। मैं कैंसर से पीड़ित लोगों को सुझाव दूंगी कि वे सर्जरी के बजाय इसे अपनाएं, जिस पर कुछ भी खर्च नहीं होता।

(ममता)

नोट - ममता द्वारा अंग्रेजी में पत्र का अनुवाद।

चिकित्सक की रिपोर्ट- सर्जरी एवं कीमोथैरेपी के सुझाव

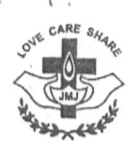

ST. PHILOMENA'S HOSPITAL
No. 4, Campbell Road
Viveknagar P.O., Bangalore - 560 047.
Ph : 4016 4300
Fax : 2557 5704
E-mail : stphilomenashospital@vsnl.net

To whom ever so it may concerned

This is certify that Mrs Mamtha J.S 28 yrs underwent surgery (staging laparotomy) for Ovarian tumour on 21.10.09. Total abdominal hystrectomy c Bilateral salpingo oophrectomy c infra colic omentectomy c appendicectomy were performed. Histopathological report came as papillary serous cystadeno carcinoma.

कैंसर का उपचार करें मूत्र चिकित्सा के साथ

डॉक्टर की रिपोर्ट:- सर्जरी एवं कीमोथैरेपी की जरूरत

She needs Chemotherapy after surgery. This is for your kind information.

[illegible]

For Dr Shylaja.

7/4/09.
St Philomenas Hospital.

ST. PHILOMENA'S HOSPITAL
NO. 4, Campbell Road,
Viveknagar P. O.
BANGALORE - 560 047.

प्रमाण पत्र - 6

त्वचा का कैंसर

मूत्र - चिकित्सा यह वास्तव में कार्य करती है! एक बार फिर मेरे जीवन में वह दिन है जब मैं सन-बाथ के मज़े ले सकती हूं। स्वयं पर किया गया वैज्ञानिक प्रयोग अच्छा कहा जाता है और मैंने ऐसा ही किया। मैं मूत्र पर अनुसंधान कर रही हूँ और मैंने अपने मूत्र का स्वयं पर प्रयोग किया और बेहतरीन परिणाम मिले।

मैं बीते तीन हफ़्तों से सन-बाथ (यानी धूप में शरीर सेकना) ले रही थी और मैंने अपनी त्वचा को लाल, खुजली युक्त, रूखा और लाल चकत्तेदार पाया जो धब्बेदार घाव का रूप लेने लगे और मवाद से भर गए।

बिना समय व्यर्थ किए मैंने तय किया है कि विश्वसनीयता को परखने के लिए मैं स्वयं के मूत्र का प्रयोग करूंगी और स्वयं परिणाम देखूंगी। मैंने फलालैन का प्रयोग कर अपने मूत्र से शरीर को साफ़ किया और मेरी ख़ुशी का ठिकाना न रहा जब खुजली समाप्त हो गई। चकत्ते, घाव और मवाद सभी सामान्य हो गए। मेरी त्वचा साफ़ और चिकनी हो गई जैसे पहले थी। हमारे मूत्र में रासायनिक तत्व होते हैं जो शरीर का उपचार करते हैं। इसे त्वचा कैंसर से लड़ने के लिए और अन्य

रोगों, आंतरिक संक्रमण से लड़ने के लिए त्वचा पर लगाया जा सकता है।

एंजेला ब्राउन - स्वतंत्र अनुसंधानकर्ता

बी.एससी. (ऑन) जीवविज्ञान

angelabrown007an@aol.co.uk

21 जुलाई, 2013

प्रमाण पत्र - 7

यकृत में स्थानान्तरण के साथ पेट का कैंसर – चौथी अवस्था

आग्रह के लिए धन्यवाद। हाँ हमारे पास मूत्र चिकित्सा के लाभ पर कई प्रमाण पत्र हैं। मैं चहुँ ओर घूम कर सूचना प्राप्त करने का प्रयास करूंगी और यदि सम्भव हुआ मैं आपको चित्र भी प्रेषित करूंगी।

मेरे 62 वर्षीय चाचा यकृत में स्थानान्तरण के साथ पेट के कैंसर की चौथी अवस्था से ग्रसित पाए गए। पेट को निकाले जाने के लिए शल्य क्रिया कराने का फैसला किया गया था, मैंने उन्हें उनके शरीर द्वारा उत्पन्न मूत्र की प्रत्येक बूँद का सेवन करने को कहा और उन्होंने वैसा ही किया।

उनकी सर्जरी चौथे हफ्ते में होनी थी और उन्हें शल्य चिकित्सक ने बताया कि उनका यकृत पुनः स्वस्थ हो रहा

था और वह केवल कीमो के साथ ठीक हो रहे हैं और वह मूत्र चिकित्सा को जारी रख सकते हैं।

एक अन्य चाची जी को मल्टीपल यूटेराइन फाईब्राइड था। मैंने उन्हें मूत्र चिकित्सा के विषय में दिसम्बर 2012 को बताया। जब वह भर्ती होने के लिए गईं स्त्री विशेषज्ञ ने स्कैनिंग रिपोर्ट देखने के पश्चात यह कहते हुए कि अब उन्हें आवश्यकता नहीं थी शल्य क्रिया को टाल दिया।

ऐसे कई हैं। आइए उन्हें इकट्ठा करते हैं, अधिक साक्षात्कार कीजिए और भेजिए। मैं यहाँ बोत्सवाना में मूत्र चिकित्सा को स्थापित करना चाहती हूं, जिसके लिए मैं तमाम प्रयास कर रही हूं।

सर्वप्रथम मूत्र चिकित्सा के निम्नलिखित संपठनीय पुस्तकों का आर्डर करना चाहूंगी:

मार्था क्रिस्टी द्वारा "योर ओन परफेक्ट मेडिसिन"

केंवोए क्रून द्वारा "द गोल्डन फाउंटेन"

मित्तल सी. पटेल द्वारा "मिराकल्स ऑफ़ यूरिन थेरेपी"

जॉन आर्मस्ट्रांग द्वारा "वाटर ऑफ़ लाइफ"

लोबत्से से मेरे मित्रों ने मुझसे बात की है क्योंकि वह इसको लेकर बहुत उत्साहित हैं। मेरी एक अन्य सहेली जूलिएट फिरी विवाह के 16 वर्षों के बाद भी गर्भधारण नहीं कर सकती

है। मैंने उससे उसकी केस हिस्ट्री आपको ईमेल पर भेजने का सुझाव दिया है।

स्तम्पना ओसेनोत्से

stampana@gmail.com

बोत्सवाना

17 जनवरी 2014

प्रमाण पत्र - 8

सीएमएल ल्यूकीमिया (कैंसर)

चीजें बड़ी तेजी से बदल रही हैं। मेरी श्वेत रक्त कणिकाएं एक माह में 265,000 से घटकर 219,000 पर और इसके तीन सप्ताह पश्चात 151,000 पर आ गई हैं।

मंगलवार को मेरी पुनः जाँच कराने की योजना है और मुझे आशा है यह और कम हुई होंगी। इसके लिए धन्यवाद पर्याप्त नहीं है। जब से यह कटु अनुभव प्रारम्भ हुआ है, मैं पहली बार स्वास्थ्य लाभ का अनुभव कर रहा हूँ।

जैसन क्लार्क

03 नवम्बर 2012

ई मेल संख्या 1

बहुत बहुत धन्यवाद

अंततः मैं पूर्णतः दवाईयां त्यागने के लिए प्रतिबद्ध हूँ। जितनी जानकारी मुझे प्राप्त हुई है उससे प्रतीत होता है कि मूत्र चिकित्सा अमृत है।

जैसन क्लार्क

ऍफ़सी रिकमंड,

केवाई यूनाइटेड स्टेट्स

14 जनवरी 2014

ई मेल संख्या 2

प्रमाण पत्र - 9

कैंसर

मैं नियमित रूप से प्रातः काल के प्रथम मूत्र का सेवन कर रहा हूँ और यह मुझे असीमित ऊर्जा और उमंग प्रदान करता है। सभी रोगियों से स्वयं का मूत्र सेवन करने की प्रार्थना करता हूँ क्योंकि इसका सीधा सम्बन्ध हमारी आत्मा से है।

मैं पाठकों से यह भी साझा करना चाहूंगा कि मूत्र चिकित्सा ने मेरे कैंसर को फैलने से रोक दिया है। जबकि इसके बारे में पता चलने में बहुत विलंब के बाद भी मेरा रोग प्रथम अवस्था में है।

धन्यवाद

राकेश मेहता

जोधपुर

04 फ़रवरी 14 20

प्रमाण पत्र - 10

होंठ का कैंसर

प्रिय जगदीश जी,

आपके ई मेल के लिए धन्यवाद। मैं अब कुछ महीनों से मूत्र चिकित्सा कर रहा हूँ। पूर्व में मुझे कई समस्याएँ थी।

मेरे ऊपरी होंठ पर बटन के आकार की एक गाँठ थी क्योंकि मैं कई वर्षों से गुटका चबा रहा था, मुझे चिकित्सक के पास जाने में भी डर लगता था, क्योंकि मुझे ज्ञात था यह कैंसर का संकेत हो सकता था। अंततः मैं जाँच के लिए गया और बायोप्सी पश्चात आशंका सही निकली।

कैंसर विशेषज्ञों ने कहा यह कैंसर की पहली अवस्था हो सकती थी जो किसी भी क्षण फ़ैल सकती थी। उन्होंने मुझे अविलम्ब शल्य क्रिया तत्पश्चात रेडियोथेरेपी कराने का सुझाव दिया। मेरे एक शुभचिंतक ने आपके विषय में बताया और मैंने सर्जरी और रेडियोथेरेपी की बजाए मूत्र चिकित्सा अपनाने का निर्णय किया।

मूत्र उपवास के कड़े अनुपालन के प्रथम दिन से ही मेरे होंठ की गाँठ के आकार में काफी कमी आ गई थी। मूत्र उपवास के 20 दिनों पश्चात यह पूर्णतः गायब हो गई। मैं पुनः किसी जाँच के लिए नहीं गया।

मेरे बाएँ पैर के अंगूठे के नीच एक बड़ा फोड़ा था। वहाँ घाव भी था जो ठीक नहीं हो रहा था और चलने पर बहुत पीड़ा होती थी। मैंने शयन को जाने के पूर्व प्रतिदिन इसे आधे घंटे मूत्र में डुबोया और बिना साफ़ किए सो गया जिससे उसका प्रभाव रात्रि भर रहे। फोड़ा और घाव 7 दिनों में समाप्त हो गए।

मेरे बाएँ नेत्र में दूर दृष्टि दोष था। दूसरा नेत्र सामान्य था। मैं दोनों नेत्रों में मूत्र की एक बूँद प्रतिदिन डाल रहा हूँ और दूर दृष्टि दोष में अत्याधिक सुधार है।

मानवता की जो सेवा आप कर रहे हैं उसके लिए बहुत बहुत धन्यवाद।

दीप खन्ना

capt.d.k.khanna@gmail.com

17 दिसम्बर 2018

मूत्र चिकित्सा पर निष्कर्ष

"मूत्र चिकित्सा" उपचार की प्राचीन विधि है। उपचार के लिए स्व-मूत्र चिकित्सा के दक्ष प्रयोग का वर्णन "शिवाम्बु कल्प विधि" में है, जो 5000 वर्ष पुराने ग्रन्थ दमर तंत्र का हिस्सा है। यह इस पद्धति को हिन्दू पवित्र ग्रन्थ वेद से जोड़ता है।

मूत्र चिकित्सा का उल्लेख आयुर्वेद के लगभग समस्त खंडों में पाया जाता है। तांत्रिक योग संस्कृति में यह योग अभ्यास की प्राचीन विधि है। इस विधि को "अमरोली" कहते हैं। अमरोली मूलतः शब्द अमर से आता है।

प्राचीन पुस्तकों और वेदों में मूत्र को "शिवाम्बु" (स्व-मूत्र) कहा गया है। जिसका अर्थ है शिव का जल। वह शिवाम्बु को पवित्र जल कहते थे। उनके अनुसार मूत्र दूध से भी अधिक पोषक है।

मूत्र चिकित्सा उपचार की प्राचीन विधि है, जो बहुत प्रभावी साधन है सर्वशक्तिमान प्राकृतिक चिकित्सा है। यह सर्वश्रेष्ठ प्रभावी प्राकृतिक उपचार है और सुरक्षित विधि है। इसके कोई दुष्प्रभाव नहीं हैं। यह कैंसर और सभी प्रकार के जटिल रोगों की रोकथाम और उपचार कर सकती है। यह सभी जटिल रोगों के उपचार और अच्छे स्वास्थ्य प्राप्ति की औषधिविहीन पद्धति है।

ईश्वर ने जन्मकाल से ही हमें बहुमूल्य उपहार दिया है

प्राचीन विधि में मूत्र चिकित्सा का प्रयोग पारम्परिक रूप से किया जाता था। अधिकतर लोगों के लिए अनुपालन और लाभ प्राप्ति हेतु उपचार की तकनिकी अत्याधिक कठिन थी।

मैंने मूत्र चिकित्सा से अधिकतम लाभ प्राप्ति हेतु उचित विधि और तकनिकी का अध्ययन और अनुसंधान किया है जिसे जन्म के समय से सेरिब्रल पाल्सी से ग्रसित युवा बच्चों सहित सभी अपना सकते हैं। इसे सरलता से घर पर ही अपनाया जा सकता है।

अध्याय - 2

मूत्र चिकित्सा से मधुमेह को

नियंत्रित करें / उसका उपचार करें

विश्व स्वास्थ्य संगठन (डब्लूएचओ) के अनुसार:-

2015 में भारत में 69.2 करोड़ लोग मधुमेह से ग्रसित थे। पूरे विश्व में यह 422 करोड़ लोगों को मधुमेह बीमारी है। पूरे विश्व में चहुँ ओर मधुमेह आम है। यह कई जटिल रोगों का मूल कारक है। मधुमेह एक सामान्य हॉर्मोन जनित समस्या है जिसका यदि उपचार न किया जाए तो कई गम्भीर स्वास्थ्य जटिलताएं जैसे कि अंधापन, वृक्क आघात, हृदयाघात, स्ट्रोक, तंत्रिका क्षय और अंग विच्छेद आदि उत्पन्न कर सकता है। कई मामलों में मधुमेह रोगी जो इन्सुलिन/मौखिक औषधियाँ लेते हैं, का रक्त शर्करा अनियंत्रित होता है जो विभिन्न स्वास्थ्य जटिलताओं को जन्म देता है।

मधुमेह - नियंत्रण/उपचार

मधुमेह के सामान्य रूप हैं टाइप 1 मधुमेह और टाइप 2 मधुमेह।

टाइप 1 मधुमेह सामान्यतः बच्चों और युवा वयस्कों में पहचाना जाता है हालाँकि यह किसी भी आयु पर प्रकट हो सकता है।

टाइप 2 मधुमेह अधिकतर मध्यम आयु के लोगों और वृद्धों में होता है। टाइप 2 मधुमेह मधुमेह का सबसे सामान्य रूप है।

टाइप 1 मधुमेह और टाइप 2 मधुमेह ग्रसित लोगों को जीवित रहने के

लिए जीवन भर इन्सुलिन लगाना पड़ता है और दवाईयों का सेवन करना पड़ता है। चिकित्सा विज्ञान के अनुसार मधुमेह को पूरी तरह से ठीक नहीं किया जा सकता है। जो लोग मधुमेह से प्रभावित हैं जीवन भर मधुमेह रोगी बने रहते हैं।

"मूत्र चिकित्सा" प्राचीन उपचार की प्रभावी प्राकृतिक विधि है। यह काफी हद तक इन्सुलिन/दवाओं के सेवन को कम कर देता है। मूत्र चिकित्सा मधुमेह का नियंत्रण/उपचार कर सकता है। यह प्राकृतिक उपचार का सर्वाधिक सुरक्षित/सरल उपाय है।

"मूत्र चिकित्सा" मधुमेह से उत्पन्न होने वाली जटिलताओं जैसे कि हृदय रोग, उच्च रक्तचाप, मधुमेह जनित रेटिनोपेथी, आदि से भी बचाती है। अनियंत्रित मधुमेह से होने वाली जटिलताओं से बचाकर स्वस्थ जीवन यापन में सहयोग करती है।

टाइप 2 मधुमेह के रोगी अपने मधुमेह को 21 दिनों में नियंत्रित कर सकते हैं और औषधियों का सेवन बहुत हद तक कम हो जाता है। 2 से 3 माह की अवधि में वह मधुमेह से मुक्त हो सकते हैं। उन्हें तब इन्सुलिन/दवाईयों के सेवन की आवश्यकता नहीं होगी।

वह निरंतर मूत्र चिकित्सा और उचित आहार विधि का अनुपालन कर सकते हैं। उनमें मधुमेह की बीमारी खत्म हो सकती और उन्हें खराब स्वास्थ्य से बचाया जा सकता है। उनका प्रतिरक्षा तंत्र मजबूत होगा और वह स्वस्थ जीवन यापन कर सकते हैं।

टाइप 1 मधुमेह के रोगी भी इस बीमारी पर नियंत्रण 21 दिनों में कर सकते हैं और दवाईयों का सेवन बहुत हद तक घटा सकते हैं। उनका भी मधुमेह से उपचार हो सकता है।

दीर्घावधि तक जारी रखने से टाइप 1 मधुमेह रोगियों का उपचार किया जा सकता है।

मैं 15 वर्ष की आयु से टाइप 2 मधुमेह का रोगी था और मैं 2 एलोपैथिक दवाईयों का सेवन प्रातः और रात्रि में कर रहा था। मैं जब भी ग्लूकोमीटर से अपने रक्त शर्करा की जाँच करता था, इसका मान 130 मिग्रा./डेली. से 250 मिग्रा./डेली. के बीच बदलता रहता था। मैंने मूत्र चिकित्सा को अपनाया और मेरी पुस्तक में वर्णित आहार और दिशानिर्देशों का पालन किया। 40 दिनों की समयावधि में बिना दवाईयों के मेरा शुगर लेवल सामान्य अर्थात 100 मिग्रा./डेली. और 130 मिग्रा./डेली. हो गया।

"मधुमेह" के नियंत्रण और इलाज के लिये उपचार की पद्धति

मधुमेह का नियंत्रण/उपचार मूत्र चिकित्सा से किया जा सकता है बशर्ते इसे उचित रूप में संतुलित अल्पाहार के साथ किया जाए। शुरुआत में मधुमेह रोगी को इन्सुलिन/दवाईयों जिसका भी वह सेवन कर रहे हैं, मूत्र चिकित्सा के साथ सेवन करना पड़ता है। शुगर लेवल को देखते हुए मधुमेह रोगी दवाईयों और इन्सुलिन को घटा सकते हैं।

मधुमेह से ग्रसित व्यक्ति को ग्लूकोमीटर से रक्त शर्करा की जाँच तीन बार- नाश्ते/दिन के खाने/रात्रि के खाने से पूर्व करनी चाहिए। जब कभी उनकी ब्लड शुगर 70 मिग्रा./डेली. या उससे नीचे जाती है, उन्हें अपनी दवाईयों को घटाना चाहिए। टाइप 2 मधुमेह रोगी 2 गोलियों को घटाकर ½ गोली अर्थात %25 कर सकते हैं।

20 यूनिट इन्सुलिन लेने वाले टाइप 1 मधुमेह रोगी इसे 5 यूनिट अर्थात %25 घटा सकते हैं। वह 15-10 दिनों में लाभ का अनुभव करेंगे। लोग अपनी ब्लड शुगर का नियंत्रण और उपचार सरल विधि से कर सकते हैं। वह 10 दिनों में इसके स्तर में सुधार देखेंगे।

मूत्र चिकित्सा उपचार अवधि के समयांतराल में:-

बिना दवाओं के सेवन के टाइप 2 मधुमेह रोगी का 60 दिनों में उपचार किया जा सकता है। कम मात्रा में इन्सुलिन लेकर टाइप 1 मधुमेह रोगी 21 दिनों में मधुमेह को नियंत्रण में ला सकते हैं। उनका उपचार 3 से 6 माह में किया जा सकता है।

मधुमेह - नियंत्रण/उपचार की सुरक्षित सरल विधि

प्रातःकाल: 1 लीटर (4 गिलास x 250 मिली.) गुनगुना/गर्म जल पीएं।

जल का सेवन धीमे-धीमें कीजिए, आप 4 गिलास जल के सेवन में 1 घंटा ले सकते हैं।

शुरुआत में यदि आप 4 गिलास जल न पी पाएं तो 2 गिलास का सेवन कर सकते हैं और धीरे-धीरे 2-3 दिनों में बढ़ाकर 4 गिलास कर सकते हैं। एक घंटे (60 मिनट) बाद नाश्ता कीजिए।

दिन और रात को (4 गिलास x 250 मिली.) ताजे मूत्र का सेवन चार बार कीजिए। सोने से पहले 2 गिलास जल का सेवन कीजिए। अर्धरात्रि या प्रातःकाल मूत्र का सेवन कीजिए। प्रातःकाल एक बार, एक दिन पुराने मूत्र से शरीर की मालिश कीजिए। और फिर आधे घंटे पश्चात गर्म पानी से स्नान कीजिए।

तेल/मिर्च मुक्त (या अति अल्प मात्रा) संतुलित अल्पाहार लीजिए। चीनी, दूध, चाय, काफी, बेकरी उत्पादों और डेयरी उत्पादों का सेवन मत कीजिए।

नाश्ता:

1) एक हरा सेब अथवा एक हरा नासपाती।

2) एक गिलास छाछ पीजिये।

दोपहर का खाना:

बाजरे का दलिया/ भात (Millet Rice) के साथ घर के बने हल्के भोजन

संध्याकाल:

एक कीवी फल और एक संतरा।

रात्रि का खाना:

1) नींबू रस मिला हुआ एक कटोरी हरे अंकुरित मूंग खायें।

2) घर के बने हल्के भोजन के साथ टोफू सोया पनीर खा सकते हैं।

मूत्र उपवास को अपनायें और कम से कम सप्ताह में एक बार मूत्र उपवास कीजिए। उपवास के दिन मधुमेह रोगी टेबलेट/ इंजेक्शन नहीं लें। अगर रक्तचाप और अन्य समस्याएं हैं तो उनकी दवाईयां मूत्र चिकित्सा के साथ ले सकते हैं।

जो लोग मूत्र उपवास कर सकने में असमर्थ हैं, निम्न विधि का अनुसरण कर सकते हैं:-

दोपहर का खाना:- एक हरा नासपाती या हरा सेब।

रात्रि का खाना:- एक हरा सेब या हरा नासपाती और एक कटोरी अंकुरित मूंग खाइए।

वर्ष 2007 से अब तक मैंने कई पत्रों को प्रेषित किया है। वे पत्र इस प्रकार हैं:-

एड्स नियंत्रण सोसाइटी, कर्नाटक राज्य सरकार, बैंगलोर

कर्नाटक के राज्यपाल, बैंगलोर

आयुष, स्वास्थ्य और परिवार कल्याण मंत्रालय, बैंगलोर

मुख्य सचिव, स्वास्थ्य और परिवार कल्याण मंत्रालय, बैंगलोर

भारतीय चिकित्सा अनुसंधान परिषद्, नई दिल्ली

राष्ट्रीय एड्स नियंत्रण संस्थान, दिल्ली

केन्द्रीय स्वास्थ्य मंत्री, दिल्ली

तथा बैंगलोर और दिल्ली के कई स्वास्थ्य विभागों को।

मैंने अपनी पुस्तक "मूत्र चिकित्सा के प्राकृतिक लाभ" की प्रति के साथ इनको भी पत्र प्रेषित किया है:-

भारत के राष्ट्रपति, दिल्ली

भारत के उपराष्ट्रपति, दिल्ली

भारत के प्रधान मंत्री, दिल्ली

कर्नाटक के राज्यपाल, बैंगलोर

कर्नाटक के मुख्यमंत्री, बैंगलोर

मूत्र चिकित्सा के प्रति जागरूकता एवं प्रोत्साहन और लाखों जीवन की सुरक्षा के लिए कई नेताओं को भी पत्र भेजे।

राष्ट्रीय एड्स नियंत्रण संगठन, नई दिल्ली के सह निदेशक को भेजा

-3-

JAGADISH.R.BHURANI,
Galaxy Plaza,
254, S.C.Road,
Bangalore-560 009
M: 93428 72578

Date:30.08.2007

The Deputy Director,
Laboratory Services and R & D Division,
National AIDS Control Organisation,
9th Floor, Chandralok Building,
36, Janapath, New Delhi-110 001.

Dear Sir/ Madam,

Sub : To Control and cure HIV / AIDS Disease and to relieve the pain and suffering of the Patients by "URINE THERAPY TREATMENT".
Ref: Letter No.KSAPS/ SVRV/ 10/2007-08 Dt.24.08.2007, Bangalore.

****

With reference to the above, letter No.KSAPS/ SVRV/ 10/2007-08 Dt.24.08.2007, forwarded to you by Karnataka State AIDS Prevention Society, Bangalore, I would like to submit the further clarification on Urine Therapy Treatment.

God has provided us with all the natural amenities like air, water, Sun, etc., which are most essential for our body, similarly the God has also provided us with the natural gift within our body known as Urine. "The Divine Nectar" which has the miracle healing power to control and cure all kind of disease and keep us hale and healthy.

It is well known fact that some persons drink cow's urine and they find some relief from pain and sufferings. Cow's urine is known as "Sacred Urine", but the persons cannot drink cow's urine in large quantity. Whereas the persons can drink own urine (Auto Urine) and water in unlimited quantity to cure themselves.

Urine Therapy is the alternative medicine which can cure / control all kind of diseases. Urine is the best remedy for external and internal disease of the body. Urine re-builds the vital organs of Brain, Heart, Lungs, Pancreas, Liver, Kidneys etc., which becomes damage due to the disease.

........2

that if minimum 15 -20 patients (or any number of patients) agree to accept Urine Therapy willingly and adopt in cheerful manner to achieve the divine/ miracle benefits from Urine Therapy, you may kindly register their names and intimate to me. I shall provide my free service to the patients and visit personally at your selected centre/ Place, at Bangalore. I shall advice them the necessary light diet/ juices and provide them with proper guidance to control/ cure their disease in the proper manner.

Your organisation may also appoint one Qualified Doctor who can keep the patients under his supervision and conduct medical test to observe the progress of the Patient's health.

The support of your organisation, for the awareness of the benefit of Urine Therapy will help to relieve the pain and suffering of large number of people.

I sincerely hope that your organisation will accept my free service to relieve pain and sufferings of the mankind.

Yours sincerely,

J.R. Bhurani

(JAGADISH.R.BHURANI)
Mob: 93428 72578

CC to:

1. Dr.Suresh K. Mchammed, NPO (ICTC),
National AIDS Control Organisation,
9th Floor, Chandralok Building,
36, Janapath, New Delhi-110 001.

2. The Project Director,
Karnataka State AIDS Prevension Society,
No.4/13-1, Crescent Road,
High Grounds, Bangalore-560 001.,

गया पत्र:

इस पत्र में मैंने लिखा कि जिस तरह से गोमूत्र तमाम बीमारियों को ठीक करने में मददगार है, उसी प्रकार स्वयं का मूत्र भी कैंसर और एड्स जैसी बीमारियों से लड़ सकता है। साथ ही नई कोशिकाओं के निर्माण में मदद करता है। मेरा आग्रह है कि एड्स नियंत्रण संगठन मूत्र चिकित्सा को प्रोत्साहित करने में मदद करे, ताकि मैं लोगों की मुफ्त सेवा कर सकूं।

राष्ट्रीय एड्स नियंत्रण संगठन, नई दिल्ली की डा. संध्या काबरा को पत्र-

Gmail - Control and Cure Of HIV / AIDS through "Urine Therapy Treatment" Page 1 of 1

Mail Calendar Documents Photos Groups Web more ▾ jbhurani@gmail.com | Settings | Help | Sign out

Gmail by Google BETA

Search Mail | Search the Web | Show search options | Create a filter

Compose Mail

Inbox
Starred
Chats
Sent Mail
Drafts
All Mail
Spam
Trash

Contacts

▼ Quick Contacts

Search, add, or invite

Jagdish Bhurani
Set status here

Chats are saved searchable. Learn more

skabra

Add contact Show all

▼ Labels
Edit labels

▼ Invite a friend
Give Gmail to:

Send Invite 50 left
preview invite

« Back to Sent Mail More actions... 1 of 1

Control and Cure Of HIV / AIDS through "Urine Therapy Treatment"

Jagdish Bhurani show details 12:15 pm (0 minutes ago) Reply

To,
Dr. Sandya Kabra
Laboratory Services and R & D Division,
National AIDS Control Organisation,
9th Floor, Chandralok Building,
36, Janapath, New Delhi - 110001

Dear Madam,

Sub : To Control and Cure HIV / AIDS Disease and to relieve the pain and suffering of the Patients through "Urine Therapy Treatment"

Ref : My letter dated 30-08-2007

Further to my above letter and my personal talk with you over telephone on 13-09-2007, you had informed me that my above referred letter has been forwarded to the concerned department and the copy of the said letter will be posted by me.

I would request you to kindly send me a copy of the said letter to enable me to contact the concerned department.

I would like to submit that I have treated Patients with certain Chronic Diseases which cannot be cured by Medical Treatment.

There are some / certain Chronic Diseases which are not curable according to the Medical Science and the Doctors give up their hopes to cure such Diseases. However, the Natural Gift i.e. "Urine" which is a Gift Of God known as the "Divine Nectar" can Control / Cure all the Diseases and Relieve the pain and sufferings of the Man kind.

HIV / AIDS Patients who Accept and Adopt this "Urine Therapy Treatment" will improve their Immunity System and their pain and sufferings (i.e. Muscle Weakness, Body Pain, Fever, Cough, etc) will be Reduced and Controlled with a shot period of 30 days.

All the Aliments / Diseases subject to from the very Birth can be Controlled / Cured by Natural "Urine Therapy Treatment" which has the Miracle Healing Power.

The support of your Organisation to Recognise the "Benefits Of Urine Therapy Treatment" and the Awareness of this treatment among the General Public will Help Millions Of People to Relieve their and Sufferings.

Thanking You,

http://mail.google.com/mail/?auth=DQAAAHIAAABsEbeq1SvClvN9F4TVYmpyZPko5 ... 9/29/2007

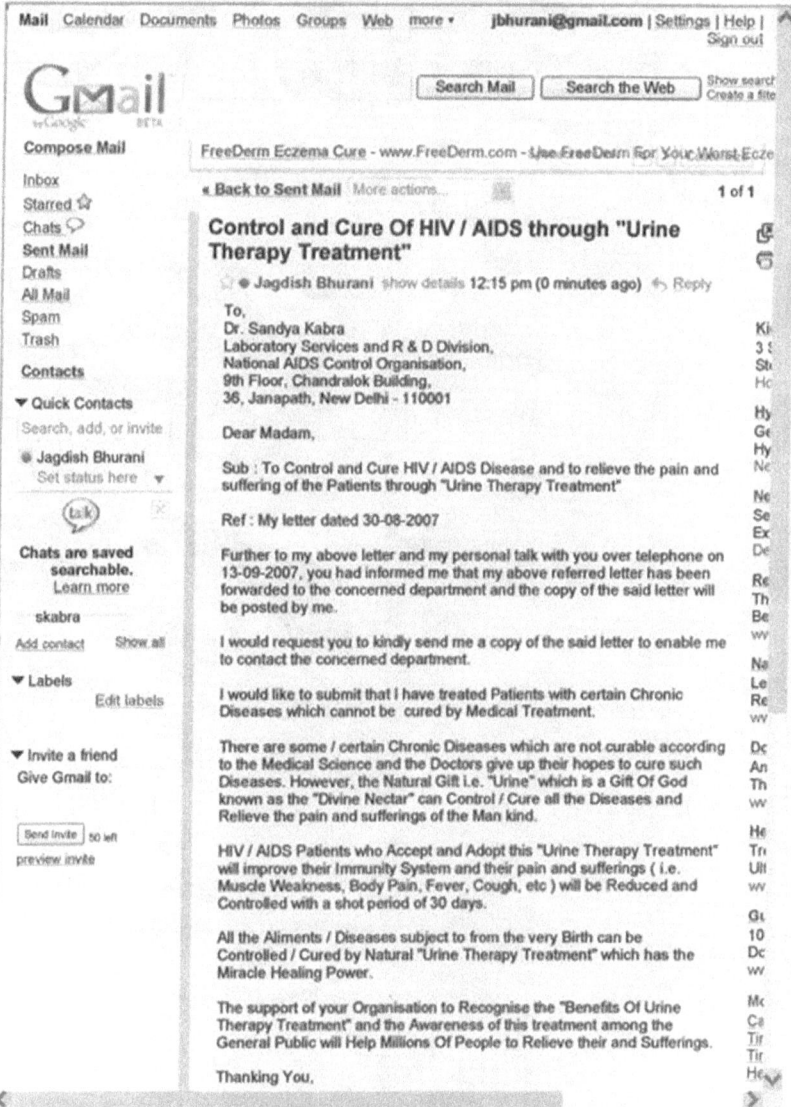

कैंसर का उपचार करें मूत्र चिकित्सा के साथ

इस ईमेल में मैंने राष्ट्रीय एड्स नियंत्रण संगठन से मूत्र चिकित्सा को प्रोत्साहित करने के लिये सहयोग की मांग की।

भारतीय चिकित्सा शोध परिषद, नई दिल्ली की डा. दीपाली मुखर्जी को पत्र

Gmail - Control and cure of HIV / AIDS, Cancer, Kidney Failure, Heart Problems, Motor... Page 1 of 13

Gmail by Google BETA

Jagdish Bhurani <jbhurani@gmail.com>

Control and cure of HIV / AIDS, Cancer, Kidney Failure, Heart Problems, Motor Neuron Disease, Muscular Dystrophy and all other Chronic Diseases with "URINE THERAPY TREATMENT".

Jagdish Bhurani <jbhurani@gmail.com> Mon, Nov 5, 2007 at 10:54 AM
To: dipalimukherji@hotmail.com, mukherjeed@icmr.org.in
Cc: headquarters@icmr.org.in, icmrhqds@sansad.nic.in, gangulynk@icmr.org.in, sandhyakabra@gmail.com

JAGDISH.R.BHURANI,
Galaxy Plaza,
254, S.C.Road,
Bangalore-560 009

Mob: 93428 72578
E-Mail : jbhurani@gmail.com

Date:05.11.2007

To
Dr.DEEPALI MUKHERJEE,
Senior D.D.G.
Indian Council of Medical Research,
42, Ansari Nagar,
New Delhi - 110 029
dipalimukherji@hotmail.com
mukherjeed@icmr.org.in

Dear Madam,

Sub : Control and cure of HIV / AIDS, Cancer, Kidney Failure, Heart Problems, Motor Neuron Disease (M.N.D.) Muscular Dystrophy and all other Chronic Diseases with "URINE THERAPY TREATMENT".

Ref : Letter No.T-11020/ 108(77) / 2007- NACO (R & D) dt.10.09.2007.

* * * * * * * *

With reference to the above, letter No. T-11020/108(77)/2007 - NACO (R&D) Dt.10.09.2007, forwarded to you by Government of India, Ministry of Health and Family Welfare, National

http://mail.google.com/mail/?ui=1&view=lg&msg=1160e448ad3251e4 11/6/2007

जगदीश आर भुरानी

डा. दीपाली मुखर्जी को लिखे गये पत्र का पृष्ठ 12

and cure their disease.

    The patients who accepts and adopts this "Urine Therapy Treatment" will improve their immunity system and their pains and sufferings will be reduced and controlled within the short period of 10-15 days. The patients will realise / achieve the additional improvement in their healthy every 7 days (week).

    The I.C.M.R. may also Depute the Doctor from your research department who can conduct the medical test and observe the progress of the physical health of the patients day by day.

    I sincerely request "The I.C.M.R." department to kindly Recognise the Urine Therapy Treatment and also Create 100% awareness of the benefits of Urine Therapy which will definitely help millions and millions of people across the country to relieve the pain and suffering of the man kind.

With regards,

                                                                     Jagdish

R.Bhurani

Copy to :

1. Dr.Anbumani Ramadoss,
   President
   Union Minister of Health & Family Welfare,
   Govt. of India, Nirman Bhawan,
   New Delhi - 110 011.
   Ph: 91-11-26588662
   email: headquarters@icmr.org.in, icmrhqds@sansad.nic.in

2. Prof. N.K.Ganguly,
   Director General,
   Indian Council of Medical Research,

इस पत्र में चिकित्सा शोध परिषद से आग्रह किया कि वे मूत्र चिकित्सा पर शोध करें, ताकि इसका लाभ आम लोगों को मिल सके।

डा. अंबुमणि रामडॉस, अध्यक्ष आईसीएमआर एवं केंद्रीय स्वास्थ्य एवं परिवार कल्याण मंत्री को पत्र

JAGDISH.R.BHURANI,
Galaxy Plaza,
254, S.C.Road,
Bangalore-560 009

Mob: 93428 72578
E-Mail :jbhurani@gmail.com

Date : 20.11.2007

To,
Dr.Anbumani Ramadoss,
President, I.C.M.R.
Union Minister of Health & Family Welfare,
Govt. of India, Nirman Bhawan,
New Delhi- 110 011.

Hon'ble Minister,

Sub : Control and cure of HIV / AIDS, Cancer, Kidney Failure, Heart Problems, Motor Neuron Disease (M.N.D.) Muscular Dystrophy and all other Chronic Diseases with "URINE THERAPY TREATMENT".

* * * * * *

I have forwarded E-Mail / Letter dt:05.11.2007 to Dr.DEEPALI MUKHERJEE, Senior D.D.G., ICMR, New Delhi, the copy of the said letter is enclosed herewith for your reference.

I would request you to kindly kead the Contents of the above letter personally, and issue the Necessary instructions to the Concerned Authorities to Recognise and Create Awaress of Urine Therapy Treatment.

I sincerely hope that your Necessary and Appropriate Instructions to Recongnise the Urine Therapy Treatment and also to Create 100% Awaress of the Benefits of Urine Therapy for the Welfare of the People, will definitely help Millions and Millions of persons, and Relieve the Pain and Sufferings of the Mankind.

With regards,

J.R. Bhurani

(JAGDISH.R.BHURANI)

इस पत्र में मैंने सरकार से मूत्र चिकित्सा को चिकित्सीय पद्धति के रूप में मान्यता प्रदान करने का आग्रह किया।

श्रीमती प्रतिभा पाटिल, भारत की राष्ट्रपति को पत्र

JAGDISH.R.BHURANI,
Galaxy Plaza,
254, S.C.Road,
Bangalore-560 009

E-Mail :jbhurani@gmail.com
Mob: 93428 72578

Date: 04.08.2008

To

Smt. Prathiba Patel
President of India,
New Delhi.

Your Excellency,

I have enclosed herewith the copy of the Article on Control and Cure of Cancer and Kidney problems with **"URINE THERAPY'**.

I have also enclosed one C.D. on the recorded statement of

3) Dr.K.C.Ballal who has been referring his patients suffering from various kinds of Chronic Disease.

4) The patient and the related persons of the patient. Who have gained benefits from Urine Therapy.

I would request you to kindly provide your moral support to create the awarness and join hands to educate people on the benefits of Urine Therapy for the welfare of the Mankind.

Yours sincerely,
J.R.Bhurani.
Jagdish R.Bhurani.

मैंने इस पत्र में राष्ट्रपति से मूत्र चिकित्सा को जन-जन तक पहुंचाने के लिये नैतिक समर्थन की मांग की, ताकि ज्यादा से ज्यादा लोग इसके बारे में जागरूक हो सकें।

मैंने सरकारी विभागों से निम्न पत्र प्राप्त किये

1) डॉ. शालिनी रजनीश आईएएस, बेंगलूरू स्वास्थ्य और परिवार कल्याण की सचिव ने प्रशंशा की और निम्नलिखित को पत्र अग्रसारित किया:-

   श्री वैद्य कोटेचा, विशेष सचिव, आयुष मंत्रालय, नई दिल्ली

2) चंद्रेश सोन, उप सचिव ने इनको पत्र भेजा:-

   प्रधान मंत्री कार्यालय, नई दिल्ली

   प्राप्त पत्र की पावती के साथ हिंदी पुस्तक "मूत्र चिकित्सा के प्राकृतिक लाभ" की प्रति को भेजा

3) अवर सचिव द्वारा उप राष्ट्रपति के सचिवालय को,

   इन्होने पत्र को अग्रसारित किया,

   सचिव (स्वास्थ्य), स्वास्थ्य और परिवार कल्याण मंत्रालय, नरीमन भवन, नई दिल्ली

4) एन. युवराज, निजी सची द्वारा:-

   भारत के उपराष्ट्रपति

   पत्र पावती के साथ अंग्रेजी, हिंदी और कन्नड़ में "मूत्र चिकित्सा के प्राकृतिक लाभ" पुस्तक की तीन प्रतियों को भेजा

5) लोकसभा सचिवालय, संसद भवन, एनेक्सी, नई दिल्ली

ने पत्र भेजा:-

श्री वैद्‌य राजेश कोटेचा, सचिव, आयुष मंत्रालय, भारत सर्कार, नई दिल्ली

6) जनस्पंदन, कर्नाटक सरकार ने

स्वास्थ्य और परिवार विभाग और

कमिश्नर, स्वास्थ्य और परिवार विभाग, बैंगलोर

को पत्र अग्रसारित किया

डॉ. शालिनी रजनीश आई.ए.एस. सचिव स्वास्थ्य और परिवार कल्याण विभाग, बेंगलूरू द्वारा पत्र

Dr. SHALINI RAJNEESH, I.A.S.,
Principal Secretary to Government
Health and Family Welfare Department

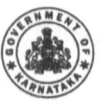

Tel: 080-2225 5324
080-2203 4234
Fax: 080-2235 3916
E-mail: prs-hfw@karnataka.gov.in
Room No. 105, First Floor
Vikasa Soudha, Dr. B.R. Ambedkar Veedhi
Bengaluru-560 001

D.O. No. HFW 750 PRS 2017 Date: 16.09.2017

Dear Sir,

I am pleased to share the work of Dr. Bhurani in URINE THERAPY to CONTROL / CURE CANCER, HIV, Diabetes, Psoriasis, Arthritis, Constipation, Cerebral Palsy, Obesity, Skin Problem and all Chronic Diseases.

Sri. Jagdish R Bhurani is the Author of the Book "Natural Benefits of URINE THERAPY". The Book is published in English, Hindi, Kannada, and Tamil. It contains all the details of method of treatment, diet and the necessary instructions. It contains about 75 testimonials of the patients who have adopted Urine Therapy and gained Bbnefits.

He has also put up the Website: www.urinetherapy.in, where in about 4 Lakh people have visited his site and achieved benefits.

Sri. Jagdish R Bhurani has requested to:

- recognize and promote URINE THERAPY
- create awareness and educate people on the benefits of Urine Therapy.

Urine therapy can save millions of life and relieve the suffering of mankind.

According to him, it is the safest method of treatment and it does not have any side effects. It is FREE OF COST and can be adopted at home. It can relieve the sufferings of the mankind and save millions of life.

Urine Therapy (SHIVAMBU) is the ancient method of treatment which has been continuing from generation to generation. Reference of Urine Therapy is found in almost all the volume of Ayurveda. It is also the ancient method of Yoga practice.

I request AYUSH Department to instruct the Scientific Research Department to conduct a study on Urine Therapy and find the Scientific evidence on the claim of Mr. Jagdish Bhurani. If convinced, the benefits could be shared with people at large.

With regards,

Yours sincerely,

Sd/-
(Dr. Shalini Rajneesh)

Encl: - 2 Books in English and Hindi
"Natural Benefits of Urine Therapy"

Shri. Vaidya Rajesh Kotecha,
Special Secretary, Ministry of AYUSH,
Government of India, AYUSH Bhavan, Block-B, GPO Complex,
INA, New Delhi-110023.

Copy:-Jagdish R Bhurani Email: jbhurani@gmail.com

(Dr. Shalini Rajneesh)

स्वास्थ्य सचिव ने मेरे द्वारा मूत्र चिकित्सा की दिशा में किय जा रहे कार्य की प्रशंसा की। और लिखा कि मूत्र चिकित्सा योग का एक भाग है, जो प्राचीन काल से चली आ रही पद्धति है।

जगदीश आर भुरानी

प्रधानमंत्री कार्यालय से प्राप्त प्रशंसा पत्र

Chandresh Sona
Deputy Secretary

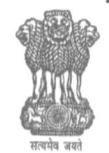

No. 3631762/DS(P)/Desp/2016

प्रधान मंत्री कार्यालय
नई दिल्ली - 110011
PRIME MINISTER'S OFFICE
New Delhi - 110011

02 September, 2016

Dear Shri Bhurani Ji,

    I am desired to acknowledge with thanks, the receipt of your letter dated July 11, 2016 addressed to the Prime Minister alongwith a book titled 'मूत्र चिकित्सा के प्राकृतिक लाभ' written by you.

Yours sincerely,

(Chandresh Sona)

Shri Jagdish R. Bhurani
Email: jbhurani@gmail.com

इस पत्र के माध्यम से प्रधानमंत्री कार्यालय के सहायक सचिव चंद्रेश सोना ने मेरे कार्य की प्रशंसा की।

उपराष्ट्रपति के सचिवालय से प्राप्त पत्र जो उपराष्ट्रपति के सचिव द्वारा स्वास्थ्य मंत्रालय को प्रेषित किया गया

अवर सचिव
UNDER SECRETARY

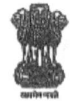

उप-राष्ट्रपति सचिवालय
VICE-PRESIDENT'S SECRETARIAT
नई दिल्ली/NEW DELHI - 110011
TEL.: 23016344/23016422 FAX: 23018124

सत्यमेव जयते

VPS/R- 06.09.2018/US

06th September, 2018

The Secretary (Health)
Ministry of Health and Family Welfare
Nirman Bhawan
New Delhi.

Sir,

I am enclosing herewith a representation dated 27th August, 2018 of Sh. Jagdish R. Bhurani R/o D.1202, Mantri Elegance, Bannerghatta Main Road, Bangalore – 560076, which is self explanatory, for appropriate attention.

Action taken may kindly be communicated to the petitioner under intimation to this Secretariat.

Yours faithfully

(HURBI SHAKEEL)

Encl: As Above

Copy to: Sh. Jagdish R. Bhurani R/o D.1202, Mantri Elegance, Bannerghatta Main Road, Bangalore – 560076. You are further requested to kindly contact the above mentioned addressee for further clarification on this matter.

Hurbi Shakeel

(HURBI SHAKEEL)

इस पत्र में उपराष्ट्रपति कार्यालय की ओर से स्वास्थ्य मंत्रालय से आग्रह किया गयाा कि वे मेरे कार्य को संज्ञान में लेकर उचित कदम उठायें, जिससे आम जनता को लाभ प्राप्त हो सके।

एन. युवराज, भारत के उपराष्ट्रपति के निजि सचिव का पत्र की प्रतिलिपि:-

एन. युवराज, भा. प्र. से.
N. YUVARAJ, IAS

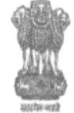

भारत के उप-राष्ट्रपति के निजी सचिव
PRIVATE SECRETARY
TO THE VICE-PRESIDENT OF INDIA
नई दिल्ली/NEW DELHI - 110011
TEL.: 23016344 / 23016422 FAX : 23018124
ps-vps@nic.in

September 11, 2018

Dear ~~Madam~~ Sir,

Namaske!

The Hon'ble Vice President of India has acknowledged with thanks your letter dated August 27, 2018 along with a copy each of the book titled 'Natural Benefits of Urine Therapy' in three languages.

With best wishes,

Yours sincerely,

11/9/2018

(N. Yuvaraj)

Shri Jagdish R. Bhurani,
D-1202, Mantri Elegance,
Bannerghatta Main Road,
Bangalore- 560076
Email: jbhurani@gmail.com

इस पत्र में उपराष्ट्रपति के निजि सचिव ने उत्साहपूर्वक लिखा कि उन्हें "मूत्र चिकित्सा के प्राकृतिक लाभ" पुस्तक की तीन प्रतियां प्राप्त हुईं- हिन्दी, अंग्रेजी और कन्नड़ में।

कैंसर का उपचार करें मूत्र चिकित्सा के साथ

लोकसभा के सचिव द्वारा भेजे गये पत्र की प्रतिलिपि:-

LOK SABHA SECRETARIAT
COMMITTEE ON PETITIONS BRANCH

FAX: 23010756

PARLIAMENT HOUSE ANNEXE
NEW DELHI-110001

No. 13/CPB/2018/12394   Dated: 10 October, 2018

OFFICE MEMORANDUM

Subject: Representation received from Shri Jagdish R. Bhurani regarding promotion of Urine Therapy-*'Shivambhu'*.

The undersigned is directed to forward herewith a Representation of Shri Jagdish R. Bhurani dated 27.8.2018 (in original) on the above subject for taking such necessary action to the Ministry of AYUSH as they may deem fit in the matter. It is requested that the Representationist may be informed of the action taken in the matter under intimation to the Committee on Petitions, Lok Sabha.

Encl: <u>As above</u>.

(G.C. DOBHAL)
DEPUTY SECRETARY

Ministry of AYUSH,
(Shri Vaidya Rajesh Kotecha - Secretary)
Government of India,
AYUSH Bhawan,
GPO Complex, INA,
New Delhi-23.

No. 13/CPB/2018/12394   Dated: 10 October, 2018

Copy for information to Shri Jagdish R. Bhurani, D-1202, Mantri Elegance, Bannerghatta Main Road, Bangalore-560 076 (Karnataka). Kindly address all future correspondence to the Ministry mentioned above.

DEPUTY SECRETARY

लोकसभा के सचिव के द्वारा श्री वैध्य राजेश कोटेचा, सचिव, आयुष मंत्रालय, भारत सरकार, नई दिल्ली को भेजे गये पत्र में उन्होंने मंत्रालय को उपयुक्त कदम उठाने का अनुरोध किया।

जनस्पंदना, कर्नाटक सरकार के द्‌वारा भेजे गये पत्र की प्रतिलिपि:-

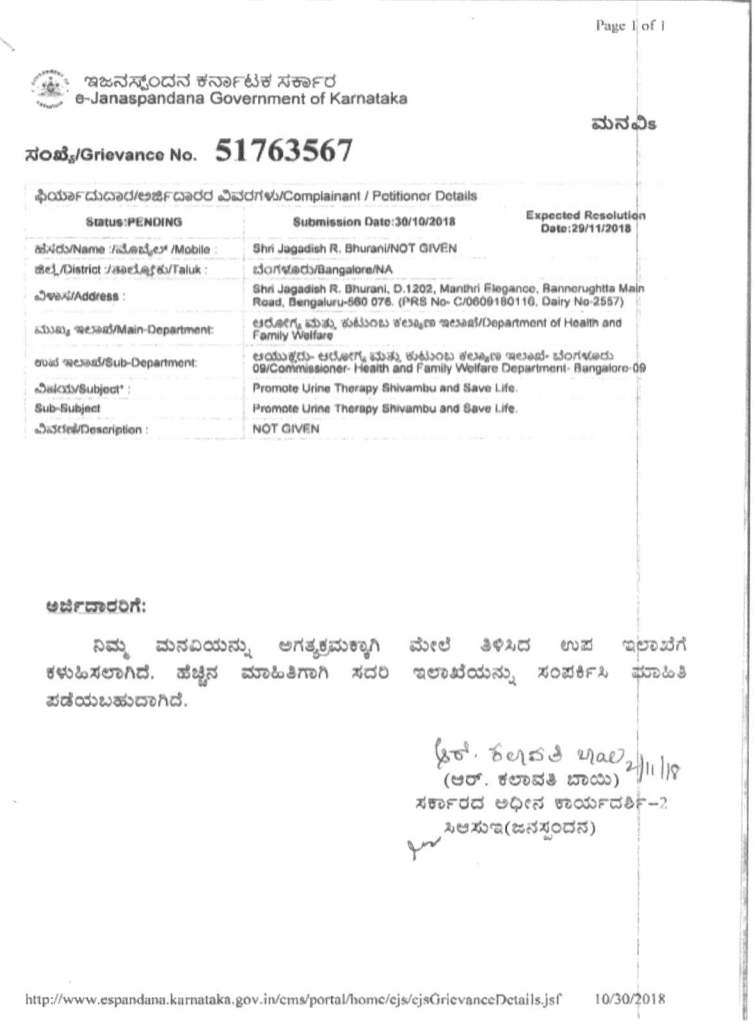

Page 1 of 1

ಇಜನಸ್ಪಂದನ ಕರ್ನಾಟಕ ಸರ್ಕಾರ
e-Janaspandana Government of Karnataka

ಮನವಿ

ಸಂಖ್ಯೆ/Grievance No. **51763567**

ಫಿರ್ಯಾದುದಾರ/ಅರ್ಜಿದಾರರ ವಿವರಗಳು/Complainant / Petitioner Details		
Status:PENDING	Submission Date:30/10/2018	Expected Resolution Date:29/11/2018
ಹೆಸರು/Name :/ಮೊಬೈಲ್ /Mobile :	Shri Jagadish R. Bhurani/NOT GIVEN	
ಜಿಲ್ಲೆ/District :/ತಾಲ್ಲೂಕು/Taluk :	ಬೆಂಗಳೂರು/Bangalore/NA	
ವಿಳಾಸ/Address :	Shri Jagadish R. Bhurani, D.1202, Manthri Elegance, Bannerughtta Main Road, Bengaluru-560 076. (PRS No- C/0609180116, Dairy No-2557)	
ಮುಖ್ಯ ಇಲಾಖೆ/Main-Department:	ಆರೋಗ್ಯ ಮತ್ತು ಕುಟುಂಬ ಕಲ್ಯಾಣ ಇಲಾಖೆ/Department of Health and Family Welfare	
ಉಪ ಇಲಾಖೆ/Sub-Department:	ಆಯುಕ್ತರು- ಆರೋಗ್ಯ ಮತ್ತು ಕುಟುಂಬ ಕಲ್ಯಾಣ ಇಲಾಖೆ- ಬೆಂಗಳೂರು 09/Commissioner- Health and Family Welfare Department- Bangalore-09	
ವಿಷಯ/Subject* :	Promote Urine Therapy Shivambu and Save Life.	
Sub-Subject	Promote Urine Therapy Shivambu and Save Life.	
ವಿವರಣೆ/Description :	NOT GIVEN	

ಅರ್ಜಿದಾರರಿಗೆ:

ನಿಮ್ಮ ಮನವಿಯನ್ನು ಅಗತ್ಯಕ್ರಮಕ್ಕಾಗಿ ಮೇಲೆ ತಿಳಿಸಿದ ಉಪ ಇಲಾಖೆಗೆ ಕಳುಹಿಸಲಾಗಿದೆ. ಹೆಚ್ಚಿನ ಮಾಹಿತಿಗಾಗಿ ಸದರಿ ಇಲಾಖೆಯನ್ನು ಸಂಪರ್ಕಿಸಿ ಮಾಹಿತಿ ಪಡೆಯಬಹುದಾಗಿದೆ.

(ಆರ್. ಕಲಾವತಿ ಬಾಯಿ)
ಸರ್ಕಾರದ ಅಧೀನ ಕಾರ್ಯದರ್ಶಿ-2
ಸಿಆಸುಇ(ಜನಸ್ಪಂದನ)

http://www.espandana.karnataka.gov.in/cms/portal/home/ejs/ejsGrievanceDetails.jsf 10/30/2018

यह पत्र स्वास्थ्य एवं परिवार कल्याण मंत्रालय और बेंगलुरु के स्वास्थ्य आयुक्त को लिखा गया।

वर्ष 2012 में जिंदल बेंगलुरु में श्री अन्ना हज़ारे के कर कमलों द्वारा प्रथम पुस्तक "मूत्र चिकित्सा के प्राकृतिक लाभ" का विमोचन

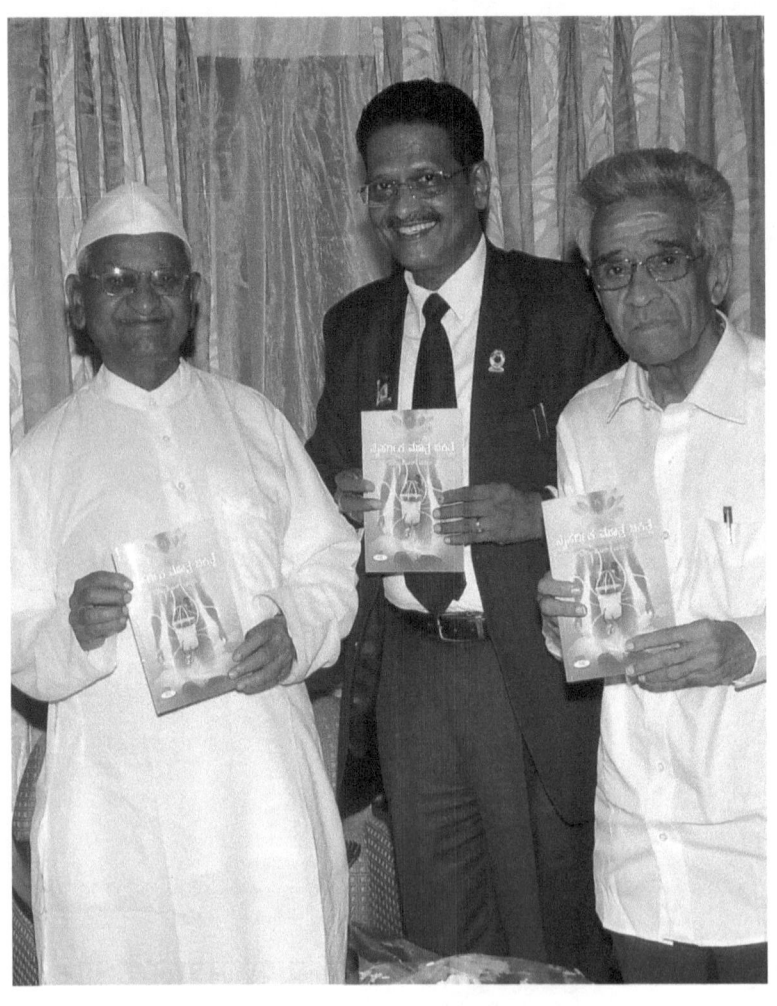

वर्ष 2012 में जिंदल बेंगलुरु में श्री अन्ना हज़ारे के कर कमलों द्वारा प्रथम पुस्तक "मूत्र चिकित्सा के प्राकृतिक लाभ" का विमोचन

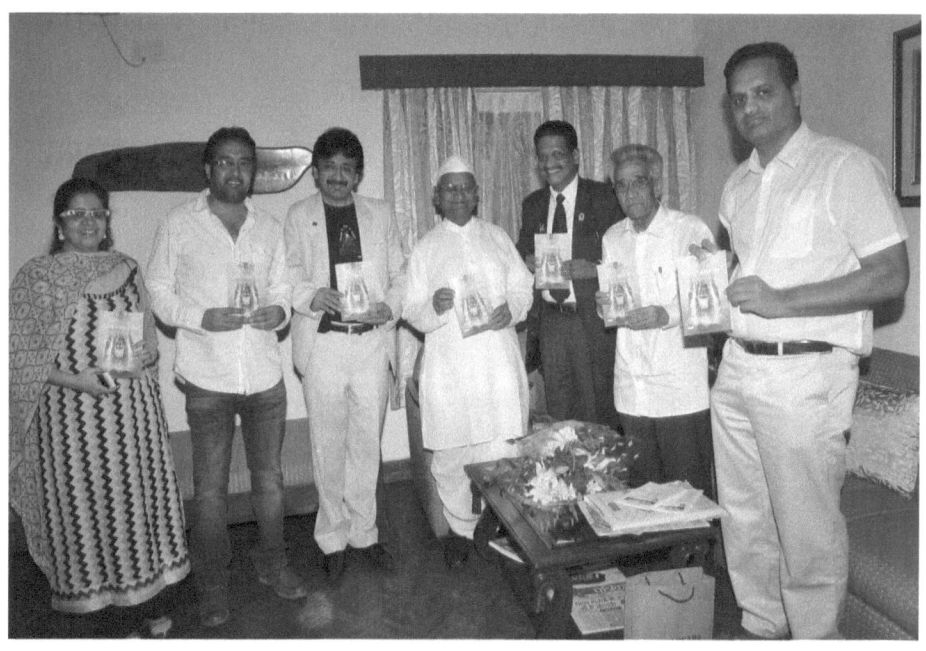

बाएं से दाएं: सिमरन भुरानी, नवीन भुरानी, संतोष भुरानी, श्री अन्ना हज़ारे, डा. के.सी. बल्लाल, जगदीश भुरानी और अमर कृष्णमूर्ति।

अंग्रेजी, हिन्दी, तमिल एवं कन्नड़ में नोशन प्रेस, चेन्नई द्वारा प्रकाशित
"मूत्र चिकित्सा के प्राकृतिक लाभ" पर पुस्तक का विमोचन 26 मई 2016 को दि ग्रांड मैगरथ होटल, बेंगलुरु में।

डा. क े.बी. लिंग ेगौडा
किदवई मेमोरियल इंस्टीट्यूट ऑफ ऑन्कोलॉजी के निदेशक

डा. क े.सी. बल्लाल
एन.आई.एम.एम. ऑल इंडिया, नई दिल्ली के पूर्व अध्यक्ष

के द्वारा विमोचित

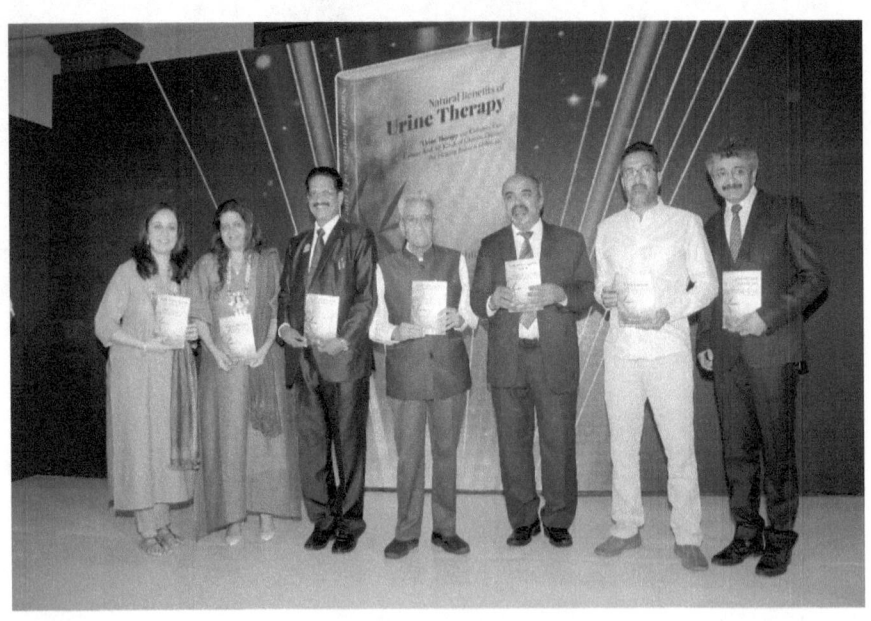

बाएं से दाएं : सोनी भुरानी, सिमरन भुरानी, डा. क े.सी. बल्लाल, जगदीश भुरानी, डा. क े.बी. लिंग ेगौडा, नवीन भुरानी एवं संतोष भुरानी

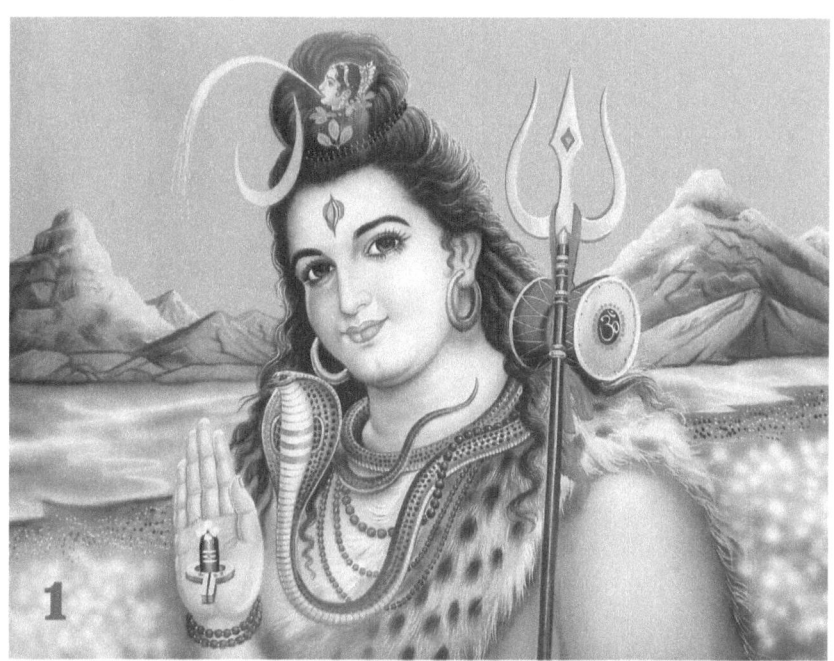

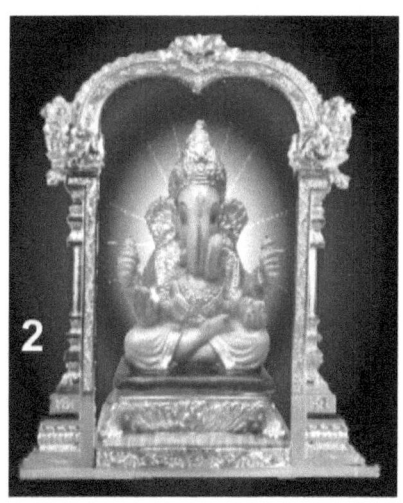 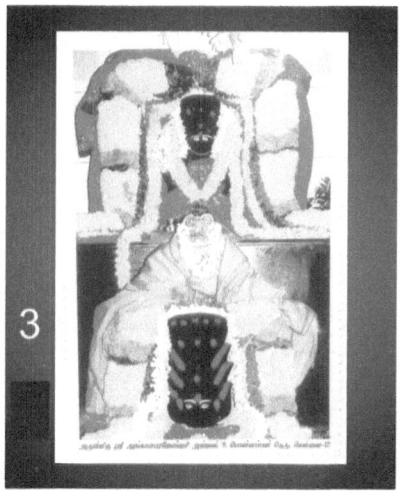

1. भगवान शिव
2. श्री गणेश
3. श्री अंगाला परमेश्वरी माता

कैंसर का उपचार करें मूत्र चिकित्सा के साथ

Health is Wealth
"Shivambu" is the Holy Liquid
The Nectar of Life

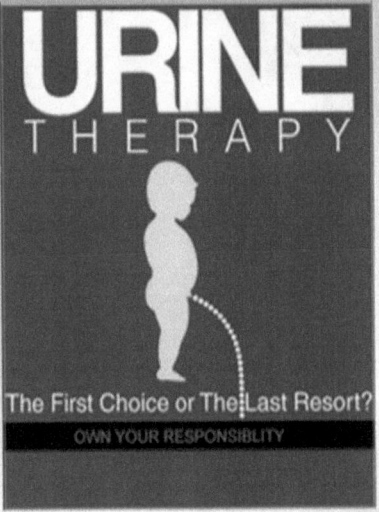

"Knowledge is an Ocean"
The have-s should share it with have-not
The Ocean will become Nectar
And the World much better

For more details:
- Case history, Diagnosed Reports & video recording of Cancer Patients.
- Case History & video recording of patients suffering from various diseases.
- Testimonials of patients suffering from Cancer & other various diseases.
- Benefits of Urine Therapy.
- Method of Treatment.
- Download in English, Hindi, Tamil and Kannada.

Visit: www.urinetherapy.in

JAGDISH R. BHURANI
BENGALURU - 560076

E-mail: jbhurani@gmail.com
Mob: - 093428 72578

www.ingramcontent.com/pod-product-compliance
Lightning Source LLC
Chambersburg PA
CBHW030743180526
45163CB00003B/904
* 9 7 8 1 6 4 7 3 3 5 1 2 0 *